本专著受国家重点研发计划资助

项目名称：基于"道术结合"思路与多元融合方法的名老中医经验传承创新研究（项目编号：2018YFC1704100）

主审 ◎ 林毅

主编 ◎ 司徒红林 刘晓雁

林毅乳腺炎性疾病中医特色诊疗

人民卫生出版社
·北京·

图书在版编目（CIP）数据

林毅乳腺炎性疾病中医特色诊疗 / 司徒红林，刘晓雁主编 . —北京：人民卫生出版社，2020.12（2022.9重印）
ISBN 978-7-117-30935-6

Ⅰ.①林… Ⅱ.①司…②刘… Ⅲ.①乳房炎 —中医治疗法 Ⅳ.①R271.44

中国版本图书馆 CIP 数据核字（2020）第 234891 号

人卫智网	www.ipmph.com	医学教育、学术、考试、健康，购书智慧智能综合服务平台
人卫官网	www.pmph.com	人卫官方资讯发布平台

林毅乳腺炎性疾病中医特色诊疗
Lin Yi Ruxian Yanxingjibing Zhongyi Tese Zhenliao

主　　编：司徒红林　刘晓雁
出版发行：人民卫生出版社（中继线 010-59780011）
地　　址：北京市朝阳区潘家园南里 19 号
邮　　编：100021
E - mail：pmph @ pmph.com
购书热线：010-59787592　010-59787584　010-65264830
印　　刷：北京铭成印刷有限公司
经　　销：新华书店
开　　本：710×1000　1/16　印张：11　插页：8
字　　数：153 千字
版　　次：2020 年 12 月第 1 版
印　　次：2022 年 9 月第 2 次印刷
标准书号：ISBN 978-7-117-30935-6
定　　价：56.00 元

打击盗版举报电话：010-59787491　E-mail：WQ @ pmph.com
质量问题联系电话：010-59787234　E-mail：zhiliang @ pmph.com

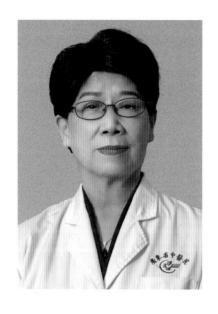

林毅，首届全国名中医，桂派中医大师。现为广东省中医院主任医师、教授，广东省中医院乳腺科学术带头人，国家中医药管理局及国家卫生健康委员会乳腺病重点专科学术带头人，中华中医药学会乳腺病分会名誉主任委员，世界中医药学会联合会乳腺病专业委员会第一届理事会顾问，广东省中医药学会乳腺病专业委员会顾问，广东省保健协会乳腺分会顾问，广东省中医药学会外科专业委员会顾问。林毅教授两次荣获全国卫生系统先进工作者称号，享受国务院政府特殊津贴，第二批、第四批全国老中医药专家学术经验继承工作指导老师，2016年荣获中华中医药学会"中医乳腺病学术发展杰出贡献奖"，荣获"岭南名医""羊城名医""南粤最美中医"称号，2016年被评为中国中医科学院"大医精诚"医德医风先进个人，2017年荣获中华中医药学会"最美中医"称号。

1984 年，林毅教授于桂林市中医医院建立全国首个中医乳腺病专科。1995 年，该专科获国家中医药管理局批准成为第一家"全国中医乳腺病医疗中心"。她牵头将乳腺病从外科专业中独立出来，成立了国家级二级学会，带出广东、广西两个国家级乳腺病重点专科。在她的带领下，广东省中医院乳腺科发展成为国家中医药管理局重点专科，是全国中医系统规模最大的中医乳腺病中心。桂林市中医医院乳腺科成为卫生健康委员会国家临床重点专科，是国内首个通过欧洲专业乳腺中心标准认证的乳腺中心。

林毅教授提出"识病为本，辨证为用，病证结合，标本兼治"的中医临床指导思想，确立"从六郁治乳"的乳腺病治疗总纲，总结和创新了许多中西医结合防治乳腺病的理论、方法和技术，疗效确切，具有鲜明的学术特点和重要的学术地位。

创立乳腺癌"因期治宜、分期辨治"的中医诊疗理论。提出"乳腺癌分期辨治""平衡内环境预防乳腺癌发生、复发及转移"等一系列重要学术观点。提出围化疗期运用"健脾补肾生髓法"结合"子午流注纳支法"防治乳腺癌化疗骨髓抑制；围放疗期"清热解毒，润肺利咽"防治放射性皮炎、放射性肺炎、放射性咽炎；巩固期强调"激素受体阴性重在健脾，激素受体阳性重在补肾"，凸显了中医治疗乳腺恶性肿瘤的阶段优势。

创立系统的"乳腺增生病中医药周期疗法"理论体系。牵头制定中华中医药学会《乳腺增生病诊断、辨证及疗效评价标准》，确立了中医药治疗乳腺增生的全程优势。

创新乳腺炎系列治疗方案。提出"燮理阴阳，立法衡通"治疗乳腺炎性疾病、"火针洞式烙口引流术"治疗乳腺脓肿、"揉抓排乳术"治疗乳汁淤滞等中医药治疗方案，具有明显优势。"揉抓排乳术"和"火针洞式烙口引流术"于2012年纳入国家中医药管理局中医临床适宜技术推广项目，通过视频教学在全国超过1 000家医疗机构推广应用。

构建完善的乳腺病"治未病"体系，主张防治并重，身心并治，编创"林毅女性养生导引功"。率先将情志疗法、五音疗法、团体治疗等引入乳腺病防治体系，形成完善的治未病方案。

林毅教授主编学术专著7部，参编专著十余部。作为第一完成人获省部级科学技术进步奖及其他各级奖励多项。研制中药专科制剂15种，获国家知识产权局新药发明专利1项，为中药创新药"金蓉颗粒"发明人，2018年该药获批新药证书，是国家实施药品上市许可持有人制度以来，第一个由研发机构作为持有人并获得新药证书、生产批号、实现产业化的中药创新药，也是第一个参照美国FDA标准，按中、西标准同时通过审评的中成药。

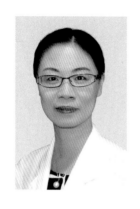

主编简介
司徒红林

广东省中医院乳腺科主任医师、教授，广州中医药大学中医外科专业博士研究生导师。首届全国名中医林毅教授学术继承人，国家中医药管理局全国名老中医药专家林毅传承工作室主任。现任中华中医药学会乳腺病分会副主任委员，中华中医药学会首批科学传播专家，世界中医药学会联合会乳腺病专业委员会常务理事，世界中医药学会联合会外科专业委员会理事，北京中西医慢病防治促进会中医乳腺癌防治全国专家委员会副主任委员，广东省中医药学会乳腺病健康管理专业委员会名誉主任委员，广东省中西医结合学会睡眠心理专业委员会常务委员，香港浸会大学中医药学院中医研习导师。

获"全国首届中医药传承高徒奖"、首届"羊城好医生"等荣誉，连续4年入选"岭南名医"。主编专著2部、副主编专著5部、参编专著12部，发表论文50余篇。主持省部级课题6项、厅局级课题3项，作为主要人员参与国家自然科学基金项目等各级科研课题20余项。获省级、部级等各级科学技术进步奖5项。

擅长乳腺良恶性肿瘤、增生性疾病、炎性疾病及疑难病症的中医与中西医结合诊治。掌握"平衡调治"治疗乳腺肿瘤、周期疗法治疗乳腺增生及乳腺癌未病先防、"燮理阴阳，立法衡通"治疗乳腺炎性疾病等中医特色技术。在华南地区首批开展麦默通乳腺微创旋切术、超细纤维乳管内视镜等诊疗技术。

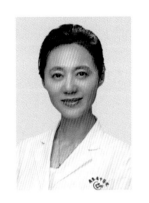

主编简介
刘晓雁

副主任中医师，医学博士，广东省中医院芳村医院乳腺科主任，乳腺炎性疾病诊疗中心负责人。广东省基层医药学会中西医结合乳腺病专业委员会副主任委员，广东省中西医结合学会乳腺病专业委员会副主任委员，中华中医药学会乳腺病分会常务委员，中国医疗保健国际交流促进会乳腺肿瘤整形外科与功能性外科分会委员，广东省中医院首批青年名中医，师从首届全国名中医林毅教授。

从事乳腺外科临床、科研与教学工作25年，主攻乳腺癌、肉芽肿性乳腺炎的中西医临床与基础研究。擅长使用中西医结合尤其是中医外治法治疗各种乳腺炎性疾病，尤其是在疑难复杂性乳腺炎的诊断、治疗及预防方面独具特色。在乳腺癌的早期诊断，以及乳腺癌根治术、微创手术和乳腺癌化疗、内分泌治疗、中医药治疗等中西医综合治疗方面有丰富的临床经验。

临床上，注重中医学与西医学融会，中医为体，西医为用。治疗上，强调内治与外治相结合，"所谓外治之学，所以与内治并行，而能补内治之不及者也"。处方用药上，喜用中医经典经方，注重中气的顾护。同时，强调"善医者先治其心，而后医其身"，在临证时重视对患者之情志疏导而取得良效。

近年来，主持参与国家级科研项目10余项，发表论文20余篇，主编专著2部，参编专著4部。

禤　序

　　中医药学凝聚着中国人民和中华民族的博大智慧，包含着中华民族几千年的健康养生理念及丰富的实践经验，是中华民族的伟大创造，是中国古代科学的瑰宝，也是打开中华文明宝库的钥匙，为中华民族的繁衍生息做出了巨大贡献，对世界文明进步产生了深远影响。

　　传承创新发展中医药是新时代中国特色社会主义事业的重要内容，是中华民族伟大复兴的大事，对于坚持中西医并重，打造中医药和西医药相互补充协调发展的中国特色卫生健康发展模式，发挥中医药原创优势，推动我国生命科学实现创新突破，弘扬中华优秀传统文化，增强民族自信和文化自信，促进文明互鉴和民心相通，推动构建人类命运共同体具有重要意义。

　　与林毅教授交厚三十载，谈医论道，精诚济世。作为全国中医乳腺病名家、首届全国名中医、全国老中医药专家学术经验继承工作指导老师，林毅教授历任国家级学会乳腺病专委会副主任委员、主任委员27年。她坚持临床、教学、科研、管理并举，培养了大批中医乳腺病领域栋梁之材，推动了国内中医乳腺专科的崛起与发展。她从医55年，在中医药防治乳腺病领域有着鲜明的学术观点和重要的学术地位。提出"优势病种能中不西，疑难病种衷中参西，急危重症中西结合"和"识病为本，辨证为用，病证结合，标本兼治"的辨治原则，在中西医融合的时代大潮中，为中医药遵循规律、传承精华、守正创新开拓了新思路、新理论、新方法，明确了方向。

乳腺炎性疾病是女性常见乳腺病。随着疾病谱改变,乳腺炎性疾病发病率有明显上升趋势,尤其是肉芽肿性乳腺炎、浆细胞性乳腺炎等非哺乳期乳腺炎的诊治成为中西医乳腺病临床与研究的难点,其对女性身心的危害性日益引起关注。林毅教授融汇古今,集数十年经验总结提出"燮理阴阳,立法衡通"理论治疗乳腺炎性疾病,以"祛腐生肌"理念为核心,首创"内治以衡为法,外治以通为用"的系列综合疗法,使中医辨治乳腺炎性疾病有理可依。该系列方法以"内外合治,外治为宗,多法并用"为主要特色,治验甚众,为中医学在该领域的治疗取得领先优势,为中医药学坚持道路自信、理论自信、文化自信做出了杰出贡献。

本书由林毅教授弟子整理汇编,经其本人悉心指导、倾囊相授,传承后学。是集"道""术""法""药""器"于一体的中医药治疗乳腺炎性疾病经验专著,临床实用性和指导性强。相信本书的出版能为广大一线临床工作者指点迷津,更为广大女性同胞们带来福音。

欣见杏林又增佳作,乐为之序。

禤国维

庚子年八月
识于广州

前　言

杏林翘楚，医者弘毅。

出生于西医世家，却结缘中医，成为中医名家；挑战乳腺疾病半个世纪，首创中医乳腺病专科；她把创建一流的乳腺专科，攻克危害女性健康的乳腺疾病定为人生的主攻方向；她凭着一颗仁心和精湛的医术解除了无数患者的疾苦，树立了济世良医的楷模。五十年初心不改，五十年风雨兼程，从未停下探幽索微、融会新知、造福桑梓的脚步。她，就是首届全国名中医、现代中医乳房病学的奠基人与开拓者——林毅教授。

乳腺炎性疾病是女性常见乳腺病。林毅教授精研数十载，具有坚实的理论功底和丰富的实践经验，于20世纪七八十年代研发新型电火针治疗仪，并创新了"火针洞式烙口引流术"和"揉抓排乳术"治疗乳腺炎，疗效显著，2012年纳入国家中医药管理局中医临床适宜技术推广项目，并在全国范围内推行。近十余年，随着疾病谱的改变，非哺乳期乳腺炎发病率日渐升高，该类乳腺炎具有病程长、病情复杂、临床表现多样、容易反复、迁延难愈、对乳房外观及功能损毁大等特点，中西医治疗仍在探索阶段。在此背景下，林毅教授发皇古义，融会新知，基于异病同治、化腐生肌理念，创立了"燮理阴阳，立法衡通"理论治疗乳腺炎性疾病。外治辨证，首辨阴阳，强调"以通为用"，创立"通""拔""刮""引""敷"五联法；内治强调"以衡立法"，依据疾病不同分期"审其阴阳，以别柔刚，定其血气，各守其乡"。该系列疗法是中医药治疗乳腺炎性疾病独具优势的集中体现，为乳腺炎的临床诊治开创了新思路、新方法，并在实践中不断得到发展与成熟。同时，通过多种形式的培训项目，系列特色综合技术得到广泛推广。为进一步凝练、总结林毅教授辨治乳腺炎性疾病"道""术""法""药""器"的宝贵经验，为早日攻克非哺乳期乳腺炎这一现代医学难题，更为传承创新驱动发展注入新的力量，在编写组全体同仁的共同努力下汇编成本书，力求理论系统，经验全面，结合视频，重在实用，与同道共鉴。

本书分为上、中、下三篇。上篇为林毅教授治疗乳腺炎性疾病的学术思想，主要围绕"燮理阴阳，立法衡通"的指导思想展开，临证强调乳腺炎性疾病应防治并重，治疗全程顾护脾胃，并指出病名不同的乳腺炎性疾病病机相同则治法可参，病因相同病位不同则治法各异。中篇为特色疗法，详细介绍了在"以通为用"原则指导下，林毅教授主张根据患者病情需要，局部辨证有机组合运用"通""拔""刮""引""敷"五法，纲举目张，以获得更好的疗效。下篇为临证经验，完整呈现了急性乳腺炎和慢性乳腺炎的分期、分型诊疗方案，附医案16则。同时，列有特色诊疗视频9则，林毅女性养生导引功视频1则，为乳腺疾病中医诊疗的继承与发展提供了宝贵的资料，为中医药工作者和后学者提供了重要的借鉴。

在本书的编写过程中，全国名老中医药专家林毅传承工作室和广东省中医院乳腺炎性疾病诊疗中心的同仁贡献了宝贵力量，同时也获得了广东省中医院乳腺科同事们的大力支持。在此表示由衷感谢！由于学识水平有限，对林毅教授经验传承整理不妥之处，尚祈指正。

　　书成之际，幸得国医大师禤国维教授作序，谨此表示衷心感谢与崇高敬意！

　　2020年是不平凡的一年。我辈中医人求真务实，与爱同行，共克时艰，着力于发挥中医特色与优势，为健康中国建设做出贡献。祈祷祖国平安，祝愿苍生康健！

司徒红林　刘晓雁

2020年8月于广州

目　录

下篇　临证经验

视 频 目 录

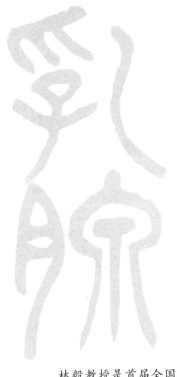

上篇　学术思想

　　林毅教授是首届全国名中医、桂派中医大师，曾任广西桂林市中医医院主任中医师、院长，现为广东省中医院乳腺科学术带头人，任中华中医药学会乳腺病分会名誉主任委员等职。林教授从事中医乳腺疾病一线临床、教学、科研工作55年，师古创新，参诸论而有己见，对肿瘤性、增生性及炎性乳腺疾病等进行了大量临床实践和科研探索，具有鲜明的学术特点和重要的学术地位，引领中医乳腺病学术的发展。

　　乳腺炎性疾病是育龄期妇女常见病，按不同侧重点有不同的分类方法。如按发病时期，可分为哺乳期乳腺炎与非哺乳期乳腺炎；按发病缓急，可分为急性乳腺炎和慢性乳腺炎；按发病原因，可分为感染性乳腺炎和非感染性乳腺炎。哺乳期乳腺炎多由乳汁郁积、继发感染所致，治疗常以抗感染及必要时切开排脓为主，但早期使用抗生素易致乳房局部结块质硬、形成僵块，影响哺乳，若并发乳漏则致切口难愈。近年来由于疾病谱的改变，非哺乳期乳腺炎发病率逐年上升，为临床带来了新的挑战。非哺乳期乳腺炎（如肉芽肿性小叶性乳腺炎及浆细胞性乳腺炎等）病因及发病机制尚不明确，可能与免疫、感染、乳房结构等诸多因素相关。此类乳腺炎性疾病病程长，易反复，病情复杂，临床表现多样，对乳房外形和功能的损毁较大，极大程度地影响了患者的身心健康。目前，西医学对非哺乳期乳腺炎多采用激素及手术治疗。然而长期使用激素可能出现诸多副作用，手

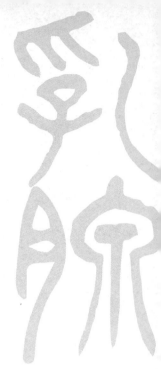

术切除对乳房外形和功能造成进一步损伤，往往难以被患者接受，且该治疗方案仍然存在复发可能。

中医治疗乳腺炎性疾病具有悠久历史，尤其在急性乳腺炎的治疗方面，长期以来积累了丰富的经验。但中医内治辨证论治体系复杂，证候分型尚未统一，部分治疗方法临床可操作性、可重复性欠佳。而中医学对非哺乳期乳腺炎缺乏系统认识，治疗上缺乏理论指导，对病因病机仍需进一步研究。

针对乳腺炎性疾病的临床特点与难点，林毅教授根据《疡医大全》中"凡诊视痈疽施治，必须先审阴阳，乃为医道之纲领，阴阳无谬，治焉有差"的中医外科学治疗原则，总结提出"燮理阴阳，立法衡通"的指导思想，强调乳腺炎性疾病应防治并重，治疗全程顾护脾胃、守正和中，并指出病名不同的乳腺炎性疾病具有相似的病机和症状时，当遵异病同治、治法互参的原则。

第一章
以通为用，细分五法

乳腺炎性疾病以通为用、以堵为逆、以塞为因，治疗早期以消为贵，中期、后期以通为用，后期以补托而促新生。林毅教授认为，"以通为用"是乳腺炎性疾病外治的总法则。尤其在乳腺炎性疾病早期，治疗贵在"通""消"二法，若能令肿块消散，则不必待热盛肉腐、肉腐成脓，可有效减轻患者的痛苦。

通法，首见于北齐徐之才提出的"药有宣、通、补、泄、轻、重、涩、滑、燥、湿十种"的药物分类。宋代后提出了"十剂"的说法，通剂为十剂之一。《证类本草》指出"通可去滞"，表明了其功能。通法虽在历代医家的研究中常以药物、组方功效来论述，但"方从法出，法随证立"，林毅教授认为将通法作为一种外治法在临床中有更深远的意义。刘完素《素问病机气宜保命集》曰："通，留而不行为滞。必通剂以行之。"通法，即要通滞、通畅、条达。行而不畅为滞，乳络滞则不通，淤积则堵为患，故乳腺炎性疾病早期表现为"不通则痛"的肿块。中医对乳痈郁滞的认识，在金元时期就已成熟，朱丹溪在《丹溪心法》中提出："气血冲和，万病不生。一有怫郁，诸病生焉。故人身诸病，多生于郁。"有鉴于此，林毅教授总结前人观点，认为通郁消滞是祛除病因、调和气血、恢复机体阴阳平衡的重要治疗方法。

在"以通为用"总原则的指导下，林毅教授总结外治法的具体应用，包括"通""拔""刮""引""敷"五联法。

通：此处指具体的操作方法，包括哺乳期乳腺炎郁滞期采用揉抓排乳手法（详见中篇），疏通乳络，排出淤乳，通郁闭之气，消瘀结之肿；乳腺脓肿形成后，可于彩超定位下穿刺抽脓，或使用火针洞式烙口引流术、小切口洞式切开引流术等，将脓液抽出或排出，避免其淤滞乳内发生传变。

拔：即拔罐疗法。是以罐为工具，利用燃火等方法产生负压，使之吸附于体表，以达到疏通经络、行气活血、消肿止痛等目的。拔罐疗法适用于皮肤未溃破或溃口小于1cm的表浅部位脓肿，且需避免罐口置于溃口之上。非哺乳期乳腺炎患者乳头常有异常分泌物，尤其是乳头一字畸形或伴有导管扩张的患者，易因分泌物淤积诱发炎症。此类患者日常使用拔罐疗法有助于炎性分泌物排出，以预防疾病的发生或进展。

刮：即刮捻。指在排脓后，用探针探查脓腔窦道的部位、深度和方向，使用不同型号的刮匙搔刮祛腐、不同规格的棉捻捻腐。由于肉芽肿性小叶性乳腺炎和浆细胞性乳腺炎常残留多条窦道或多处微小脓腔，因此祛腐引流时应尽无遗漏，切勿忽略深部残留的窦道与脓肿，避免传囊之变。

引：即引流。经排脓和刮捻治疗后，仍可能有部分顽腐残留，与周围组织粘连，难以一次清除。将提脓药捻（熟石膏、五五丹等）插入脓腔和窦道，可加速内蓄之顽腐液化脱落，使其迅速排出。对于肉芽肿性小叶性乳腺炎（亦称肉芽肿性乳腺炎）、浆细胞性乳腺炎，因病情复杂，临床极易失治误治，尤其多型并存患者，就诊时患处往往破溃严重。临床治疗中，搔刮、捻腐和引流三个步骤常需重复多次，务求脓腐组织彻底祛除，最终达到"祛腐生肌"的治疗目标。

敷：即中药敷贴。脓腐清除后，即溃后期，多用敷贴法进行局部治疗。临床可选用土黄连液、加味金黄散及四子散等。土黄连液不仅可用于外治后的局部敷贴，以清热解毒、消炎杀菌，也可用于脓腐较少或特殊部位（如乳头、乳晕部脓腔及靠近乳房后间隙的胸壁处等）引流；加味金黄散可用于阳证（以红、肿、热、痛为主）局部敷贴；四子散（白芥子、苏子、莱菔子、吴茱萸）热敷可用于局部辨证为阴证（以不红、不热、无压痛为主）者。若见阴阳杂错证，可辨证交替使用加味金黄散和四子散敷贴。

在"以通为用"总原则的指导下，林毅教授主张根据患者病情需要，局部辨证有机组合运用以上五法，可达到更好的疗效。如乳腺炎深部或多房脓肿形成之后，常以火针引流、刮捻祛腐、提脓药捻引流、金黄散水蜜膏敷贴术等方法联合运用；而在浆细胞性乳腺炎预防复发时，常以乳头拔罐、土黄连液湿纱外敷联用。

第二章
以衡立法，内外合治

乳腺炎性疾病虽表现在外，但"有诸于内，行诸于外"，脏腑阴阳失衡是导致本病发生、发展和复发的根本原因。林毅教授重视审证求因、识病为本、辨证为用之法，运用内治法以平衡脏腑、燮理阴阳，并将乳腺炎性疾病内治的总原则概括为"以衡立法"。

如哺乳期乳腺炎成脓期，表现为乳房局部红、肿、热、痛，伴波动应指感，或伴窦道、瘘管形成，此属胃热壅盛，循经上扰，致郁久化热、热盛肉腐、肉腐成脓。内治方面应泄其有余，以"清热解毒，托里透脓"为法，治以消痈溃坚汤溃坚破结、通络透脓，使邪有出路以治标，则阴平阳秘。脓肿溃后或清创后，患者气血亏虚，则以补托为要，治以"益气健脾和胃"法以治本，常用参苓白术散加减健脾益气、扶正祛邪，以促进疮面愈合、生肌收口，最终达到燮理阴阳、标本兼治之目的。林毅教授强调，乳痈治疗勿妄投苦寒之品，反伤中阳，阴阳两虚，气血更亏，则疮口难敛。

林毅教授指出，"以衡立法"和"以通为用"在临床运用中是内外合治、标本兼顾、有机结合的整体。首先，林毅教授组方选用内服药物时，不仅注重药物的性味，以恢复脏腑阴阳平衡，更细心选用具有通络消肿功效的药物，以内治之"通法"辅助外治之"通法"，内外合治，收到事半功倍之效。如哺乳期乳腺炎脓肿期，外治常用"通""刮""引"多法并举，内治多用性微寒的穿山甲、味苦甘性平之王不留行子和性平近凉的丝瓜络以泄其阳热之势，釜底抽薪，恢复阴阳平衡；同时穿山甲又能"通经脉，下乳汁，消痈肿"（《本草纲目》），丝瓜络"能通人脉络脏腑，而去风解毒，消肿化痰，祛痛杀虫，治诸血病"（《本草纲目》），王不留行子可以"消乳痈、背痈，下乳止衄，祛烦，尤利小便"（《本草新编》），为利药，其通乳消痈利水之效可辅助外治法，令肿消痛减而愈。

"以通为用"与"以衡立法"是治疗乳腺炎性疾病的合理组合拳。林毅教授将"内外合治，外治为宗，多法并用"作为乳腺炎性疾病治疗的指导思想，外治以通、内治以衡，依据疾病分期"审其阴阳，以别柔刚，定其血气，各守其乡"，达到内外兼治、燮理阴阳之目的。多项临床研究表明，在"燮理阴阳，立法衡通"理论指导下治疗乳腺炎性疾病，有效率达100%，肉芽肿性乳腺炎的治愈率达91.67%，浆细胞性乳腺炎的治愈率达97.83%，且无明显不良反应。

其中一项研究比较了"燮理阴阳，立法衡通"理论指导下的中医综合疗法与西医学常规方案治疗乳腺炎性疾病的疗效，结果显示：在急性乳腺炎治疗过程中，"燮理阴阳，立法衡通"疗法组疗程为（11.12±4.15）天，瘢痕大小为（1.31±0.59）cm；手术切开排脓组疗程为（18.37±8.31）天，瘢痕大小为（3.88±1.29）cm。提示"燮理阴阳，立法衡通"疗法具有缩短疗程、保持乳房良好外形的优势。在肉芽肿性乳腺炎治疗过程中，"燮理阴阳，立法衡通"疗法组疗程为（25.52±9.85）天，复发率为7.4%，外形优良率为100%；手术切除组疗程为（29.07±10.14）天，复发率为10.3%，外形优良率为65.6%。在浆细胞性乳腺炎治疗过程中，"燮理阴阳，立法衡通"疗法组疗程为（27.8±14.8）天，复发率为6.2%，外形优良率为100%；手术切除组疗程为（21.5±7.7）天，复发率为4.5%，外形优良率为40.9%。上述研究提示"燮理阴阳，立法衡通"理论指导下的综合疗法在乳房外形保护方面有显著优势，在急性乳腺炎的治疗过程中可明显缩短疗程。

近10年来，广东省中医院应用"燮理阴阳，立法衡通"理论治疗乳腺炎性疾病门诊患者33 404例，住院患者1 789例，逾3万乳腺炎性疾病患者受益于"燮理阴阳，立法衡通"理论，免除乳房切除手术的痛苦，达到林毅教授提出的"更小创伤，更少毒副作用，更美外形，更好功能及更低复发率"的"五个完美"治疗目标。

第三章
乳痈之辨，首重阴阳

在乳痈的治疗中，知人体质之强弱，识疾之深浅内外，察病之寒热顺逆，方可做到施治用药得心应手。虽然在疾病发展过程中，表现出来的症状往往是错综复杂的，但概括起来，总不外乎阴证和阳证两大类。林毅教授强调，对于乳痈的诊治，首先需区别病证的阴阳属性，从而选择不同的治疗方法。顾氏外科先贤顾世澄先生有云："凡诊视痈疽，必须先审阴阳，乃为医道之纲领，阴阳无谬，治焉有差，医道虽繁，而可以一言蔽之者，曰阴阳而已。"明确指出疡科辨证首重阴阳。只有辨清阴阳属性，才能正确运用治疗方法及判断预后。林毅教授认为，属于阳证者应箍其毒、促其溃，溃后方能提脓祛腐，进而生肌收口；属于阴证者，切忌过用寒凉药物。外治法的选择也需要辨明阴阳，并根据乳痈所处的不同时期，辨证运用不同的外治疗法。

乳痈肿块形成、化热酿脓或脓成阶段，局部红热肿胀，触之肤热，疼痛加剧；继而肿势高突、按之中软，轻者无全身症状，重者可有恶寒发热、便秘溲赤等，归为阳证，哺乳期急性化脓性乳腺炎多属此类。非哺乳期乳腺炎在局部症状方面，部分病例表现为肿势高凸、脓水稠厚、肉色鲜红的典型阳证，而另有部分病例表现为漫肿不高、微痛不剧、微焮不热、微红不甚，为阴阳杂错证。

从广义的阴阳概念来看，任何一种乳腺炎性疾病都有其阴阳属性，如"痈为阳证，疽为阴证"。若局部表现为阴阳疑似之间的阴阳杂错证，应综合全身症状加以辨别。如《外科正宗》云："阴阳之证两相交，生死同兼事可昭；微热微寒微赤肿，半昏半爽半平高；脉来虽数多无力，饮食虽餐便不调；肿而不溃因脾弱，溃而不敛为脓饶；大便多溏小便数，上身有汗下体焦……口渴喜茶肠腹痛，面浮羼饮足心高。心烦不稳睡，神乱怕音焦，投方应病方可妙，阴转为阳渐可调。"详细记载了伴随症状对疾病阴阳属性的提示，并指出阴证转阳则预后为顺。《疡医大全·论辨半阴半阳疮疡法》中则认为阴阳杂错之证临床最为常见，并提出不可冰伏阳气令其转阴而成险证："痈疽之候，纯阳固多，纯阴原少，惟半阳半阴之证最多……盖阴阳兼半之证，若从辛温之剂内服外敷，则阴气潜消，转为阳证；若从清凉外敷，或用冷蜜蛋清调药涂敷，内投苦寒败毒之剂，则阳气冰伏，变为纯阴之证，吉凶反掌，医家病家均宜警省。"

林毅教授认为，乳痈本为"阳疮"，但以下原因易导致其发生阴阳转变：一是由于误用苦寒之剂令阳气冰伏；二是由于激素、抗生素等药物的使用，或饮食不甚。上述原因易导致阳证转为阴阳杂错之证，甚至转为脓水清稀、肉色晦暗、久不收口的阴证，令病情缠绵难愈。治疗阴阳杂错之证不可专攻一面，应采用兼顾的措施灵活施治。若是阴证为主兼有阳证者，当以阴证为重点而兼顾阳证方面，若是阳证为主而兼有阴证者，则以阳证为重点而兼顾阴证方面。至于阴证经过适当治疗转变为阳证，如脓水由稀薄转为稠厚、肉色由晦暗转为红活等，是疾病由逆转顺的表现，也是治疗中期望达到的目标。

一、辨脓

林毅教授指出，乳痈之辨脓重在三个方面，即辨脓之有无、辨脓之部位范围、辨脓之引流是否通畅。

1. 辨脓之有无

可根据临床表现，如患者有乳房"跳痛"感、按之"应指"（波动感），必要时运用彩超与诊断性穿刺，掌握脓成刺络或切开引流的时机，切忌脓未熟时"生切"，而一旦脓熟，则应及时切开引流，有利于脓毒之邪迅速排出。正如齐德之所言："夫疮肿之疾，毒瓦斯已结者，不可论内消之法，即当辨脓生熟浅深，不可妄开，视其可否至于危殆矣。凡疮疽肿大，按之乃痛者，脓深也；小按之便痛者，脓浅也；按之不甚痛者，未成脓也；若按之即复者，有脓也；不复者，无脓也；非也，必是水也……以手掩其上，大热者，脓成而自软也；若其上薄皮剥起者，脓浅也；其肿不甚热者，脓未成也。"（《外科精义》）

2. 辨脓之部位范围

临证以触诊为主，运用彩超定位为辅，包括辨脓之深浅、辨脓肿部位之多少，确保深部与多房脓肿都得以取低垂位辐射引流，不留残腐与死腔，以防脓毒内陷、并发脓毒血症。

3. 辨脓之引流是否通畅

林毅教授创新电火针治疗仪，于脓腔低垂位且能兼顾多个脓腔引流的最佳位置，行火针洞式烙口引流术，利用火针针刺形成的"焦痂"管状通道保持引流通畅；术后提脓祛腐清创，充分运用刮匙及棉捻搔刮、捻除排尽脓腐，避免旁窜或形成"袋脓"。

二、辨皮瓣

林毅教授强调，在脓肿清创后的收口阶段，治疗的关键是通过辨皮瓣之阴阳决定收口时机。皮瓣内卷、溃口皮肤瘀黑、皮肤增厚水肿、疮面苍白、脓液清稀、无明显疼痛为"阴性皮瓣"，不宜收口，应用刮匙刮除疮面水肿肉芽等坏死组织，使之成为疮面红活、皮瓣薄而红润、血色鲜红的"阳性皮瓣"后，方可收口，蚊式钳夹除苍白水肿的"阴性"皮缘，利于上皮细胞自健康组织基底部爬行生长。

三、辨肉芽

若窦道或瘘管内有坏死组织，管道硬而无痛，不出血，谓之"阴性管道"。此时不可收口，应继续刮除坏死组织，用不同规格的棉捻捻尽残留水肿肉芽组织，至管道内无水肿肉芽、无坏死筋膜、无瘀血，成为肉芽红活、触之则痛、血色鲜红的"阳性管道"，同时经彩超探查无异常回声，方可收口。

临床中常见部分呈阳性、部分呈阴性的"阴阳杂错管道"，亦不可收口，祛腐换药至全部成为"阳性管道"后方可收口。

第四章
保护外形功能，贵在早治

林毅教授认为，乳腺炎性疾病中医治疗具有全程优势，且该病早期肿块局限，侵及象限少，皮肤破坏少，经恰当治疗，对乳房外形、功能影响较小；若失治误治导致疾病进展或迁延，病变范围扩大、肿块增大、病灶增多、病程延长，其治疗难度也相应增加。因此，乳腺炎性疾病贵在早治。

林毅教授认为，在人体阴阳失衡发生的早期阶段，即尽早采取中医干预治疗措施，符合《内经》所提倡的"上工救其萌芽"之理念。在哺乳期急性乳腺炎的郁滞期若能及时、准确治疗，可阻止疾病向成脓期发展，免除患者成脓之苦，达到不影响正常哺乳之效。此期以通为用，选择理气、通乳、活血、化痰、散结、泻热、通便之品，切不可滥投苦寒之品，避免形成"欲消不消、欲脓不脓"之僵块。临证时，按急性乳腺炎分期的不同特点辨证施治。

对于慢性乳腺炎，如肉芽肿性小叶性乳腺炎，早期多表现为肿块型，未成脓、未破溃，极少出现全身炎症反应。若能抓住时机及早治疗，可避免脓肿和窦道形成，最大限度地保护皮肤和乳房功能。若失治误治，肿块波及皮肤、小叶和多个象限，则发展为多发窦道、脓腔和皮肤破溃的混合型肉芽肿性乳腺炎。在疾病急性炎症反应阶段，还会伴见发热、头身疼痛、皮疹等全身症状。西医主张此期以手术区段切除为主要治疗方法，势必破坏乳房的外形和功能，且即使实施了切除术，仍有较高的复发率。此时仅用药物内服、局部外敷已不能解决问题，急需系列综合外治法切入治疗。林毅教授在"燮理阴阳，立法衡通"理论指导下，采用综合疗法治疗此型肉芽肿性小叶性乳腺炎，通过切开引流、化腐清创等多种方法，及时祛腐排脓以利生肌长肉。虽然本法临床可取得满意疗效，但对于前期失治误治、就诊时乳房外形和功能已遭到严重破坏者，亦难免在乳房局部留下瘢痕。因此林毅教授强调，本病越早正确治疗，难度越小，对乳房功能和外形的保护也越好。

与急性乳腺炎相似，肉芽肿性乳腺炎在急性期亦可表现出红、肿、热、痛等临床特点；在肿块期又常常因质地坚韧、表面不光滑、与周围组织粘连，或伴见腋窝淋巴结肿大，使其与乳腺癌鉴别困难。在从基层医院转诊至林毅教授门诊的患者中，可见较多将本病误诊为普通乳腺炎治疗的案例，也有不少疑诊为乳腺癌的案例，经过穿刺活检证实为肉芽肿性乳腺炎。鉴于本病存在较多误诊误治的情况，林毅教授通过举办适宜技术学习班、远程多学科会诊等方式，将本病的诊疗思路下沉到基层，让更多基层医生认识本病，在疾病的早期阶段就能给予患者合理有效的治疗。

第五章
正邪之势，又当审详

乳腺炎性疾病早期多以邪盛为主，正气尚充足而抗邪，故脓肿形成时多见正邪交争导致的恶寒发热。随着疾病演变，正邪关系发生变化。到疾病中后期，邪气耗损正气，或清创手术等治疗后易出现正虚邪恋，甚至气血两虚之证。因此，林毅教授主张扶正祛邪须因病因期制宜。乳腺炎性疾病初起重在祛邪，阳邪清热解毒除之，阴邪温经散寒祛之；在成脓期扶正与祛邪并重；溃后期扶正为重中之重，余邪未清者辅以祛邪。

无论哺乳期乳腺炎还是非哺乳期乳腺炎，当疾病进入恢复期，林毅教授均重视益气健脾主方参苓白术散的化裁运用。急性乳腺炎溃后末期，余毒未清，正气亏耗，寒凉之品损伤脾胃，若见炎症过用寒凉则反伤中阳，气血更虚，导致疮口不敛。故后期余毒渐清，无发热身痛时，法当益气健脾，以助生肌收口。脾胃虚弱者，予参苓白术散加减；脾虚湿困者，予参苓白术散合平胃散加减；脾虚湿浊中阻者，予参苓白术散合三仁汤加减；脾虚湿热内蕴者，予四君子汤合茵陈蒿汤加减。肉芽肿性乳腺炎的患者，疾病迁延期时间较长，在后期肿块缓慢消散或微小脓肿吸收的过程中更需密切关注上述"脾虚"之象，在健运脾胃的大方向上佐以软坚散结之法。如在参苓白术散中酌情加入皂角刺、蒲公英清热解毒，消痈散结；或以参苓白术散为主，间断交替服用自拟经验方消痈溃坚汤。

"正气存内，邪不可干"。林毅教授认为正气指人体的抗病能力和组织修复能力，包括脾胃运化水谷精微滋养全身之气，肾藏精纳气、调节阴阳之气，人体抵御外邪之气，以及经络疏通之气。四者中尤其重视脾、肾之气，认为脾、肾是人体正气的根本，尤以后天养先天为要。同时，林毅教授十分注重对患者精神情志和日常起居的调护，保持心情舒畅，劳逸结合，常做"林毅女性养生导引功"，通过呼吸、意念、运动与穴位按摩的有机结合，燮理阴阳，纳清吐浊，调整脏腑，疏通经络，运行气血，达到意、形、神的统一，正气得固则可防治痰瘀阻络或余邪留滞所致的疾病复发。

第六章
"脾虚"之辨，独具特色

女子乳头属肝，乳房属胃，林毅教授非常重视脾胃理论在乳腺炎性疾病中的运用。她指出，女性易为抑郁、忿怒、思虑等不良情绪所扰，忧思伤脾，忿怒伤肝，肝气不舒复克损脾，致脾胃内伤，运化失司，不能化生气血精微，日久不仅可致气血不充，五脏失养，而且易形成湿、痰、瘀等病理产物，导致疾病的发生。林毅教授结合长期临床实践，提出乳腺疾病"脾胃"发病模式为：脾胃虚弱—湿困脾胃—湿浊中阻—湿热蕴胃。脾虚湿邪内生，湿易困脾，加重其损伤，使湿邪更盛，阻于中焦，升降之枢被遏，诸症丛生；湿邪停聚，日久必有化热之势，脾伤益甚。随着脾胃损伤程度的不断加重，乳腺炎性疾病也逐渐从轻向重发展。因此，林毅教授提出健脾醒脾以启运化，祛湿化浊以恢复中焦升清降浊之职，从而干预并阻断疾病的发展进程。

脾胃为后天之本，运化水谷，化生精气，荣养全身。脾虚多因饮食不节，劳累过度，久病耗伤脾气所致。通常认为，"脾虚证"是指脾气失于健运所表现出的消化系统证候，如纳呆食少、脘腹胀满、便溏肢倦、少气懒言，伴见舌淡苔白、脉细弱。林毅教授指出，脾虚则水湿不运，脾虚湿胜不仅会导致消化系统相关症状，也会增加乳腺炎性疾病的易感性，并导致疾病缠绵难愈。正如李东垣所论："脾胃之气既伤，而元气亦不能充，而诸病之所由生也。"

结合多年对岭南地区乳腺疾病患者的临床观察，林毅教授从四诊、辨证、治法多角度丰富了"脾虚证"的辨证要点。

望诊方面，她首先从脾经"连舌本，散舌下"出发，将舌诊作为脾虚证最重要的辨证依据：舌淡为脾虚之象，见舌苔厚腻即辨为有"湿"，苔白厚腻为寒湿或湿浊之象，苔黄厚腻为湿热之象。其次，从"口唇者，脾之官也"（《灵枢·五阅五使》）出发，将口唇颜色和润泽度作为判定脾虚证的重要信息：口唇干燥为脾气、脾阴不足，口唇色淡为脾不生血，口唇色暗为气虚血瘀。

切诊方面，在脉诊之外，从"脾主四末"理论出发，林毅教授将手温作为判断脾之功能的重要信息：四肢不温为脾气、脾阳不足。

问诊方面，重视询问排便次数。结合岭南地区气候炎热、阳明燥金易失和降的特点，林毅教授认为乳腺炎性疾病患者需保持每日 1~2 次通畅排便，且以大便成形、不黏滞为宜。每日排便多于 2 次且伴见大便稀溏者，脾虚之证明确；未达到每日排便 1 次而大便不干燥者，非实火实热导致的阳明燥屎内结，而是脾虚不运。故此类患者不建议使用苦寒攻下之品，而是多从湿热蕴胃、湿浊中阻论治，用大剂量生白术健脾化湿通便，佐以莱菔子行下焦之气；或用枳实配白术，合为《金匮要略》枳术散。此外，林毅教授从"胃不和则卧不安"出发，重视询问乳腺炎患者的睡眠情况，以判断其中焦脾胃功能。由于营卫出于中焦，卫气昼行于阳而夜行于阴，卫气入阴则正常入寐。对长期眠差的慢性乳腺炎患者，常于基础方中配伍茯神、炙远志、龙眼肉等养心安神之品。

林毅教授通过调治中焦恢复营卫的功能，全面改善机体内环境，在促进疾病康复的同时消除疾病复发的体质基础。

第七章
病机相似，治法可参

21世纪初期，林毅教授总结慢性乳腺炎的临床特点，提出不同乳腺炎在病因及临床表现上虽有不同，但病机有诸多相似之处：在慢性乳腺炎急性炎症反应阶段，都要经历"郁久化热—热盛肉腐—肉腐成脓"的过程；在慢性病程中又都具备痰浊阻滞的特点。基于"异病同治"的理念，林毅教授提出病名不同、病机相似、治法可参，慢性乳腺炎均可在"燮理阴阳，立法衡通"理念指导下，采用综合疗法进行治疗。

该系列疗法以"祛腐生肌"理念为核心，内外合治，以丰富的外治方法解决了慢性乳腺炎多型并存的治疗难点，突破了西医学一直以来采用激素、抗生素治疗和手术区段切除的方法，使众多乳腺炎性疾病患者尤其是非哺乳期乳腺炎患者免除乳房切除手术的痛苦，以时间换空间，彰显了中医药治疗的独特优势。

浆细胞性乳腺炎和肉芽肿性乳腺炎是临床最为常见的慢性乳腺炎。浆细胞性乳腺炎多见于30~40岁经产非哺乳期非妊娠期妇女，多数患者有先天性乳头内陷及哺乳困难史；病变主要累及乳头、乳晕的大导管，不以小叶为中心，乳头溢液多见，为浆液性或脓性，可伴有粉刺样分泌物；肿块位于乳晕区，红肿疼痛，破溃后脓中夹杂脂质样物质。肉芽肿性乳腺炎则以乳腺小叶为病变部位，极少累及乳头、乳晕区，肿块初起无红肿疼痛，但可迅速成脓、溃破。浆细胞性乳腺炎发病部位在扩张的导管，肉芽肿性乳腺炎发病部位在乳腺小叶的末梢导管或腺泡。

虽然肉芽肿性乳腺炎的病因及发病机制尚未达到共识，但综合各种学说可以发现，肉芽肿性乳腺炎和浆细胞性乳腺炎有着极其相似的发病机制：均由于各种原因所致的乳腺导管或小叶分泌物淤积、分解，刺激局部组织发生超敏反应和免疫反应所致。林毅教授认为，异物郁积，阻滞乳络，气血运行不畅，痰瘀交阻，凝聚成乳房肿块；郁久化热，热盛肉腐而发为乳房脓肿，此为两者的共同病机。临床上，两者常见因失治误治，致炎性病灶得不到有效控制，沿乳络扩散、蔓延，形成多房脓肿、多条窦道或瘘管，此种急、慢性炎性肿块交替并存的情况，林毅教授形象地将之喻为"烂苹果""地道战"。反复出现的乳房肿块、脓肿和炎性僵块是肉芽肿性乳腺炎和复杂难治性浆细胞性乳腺炎的共同症状。病因、病名不同，证却同一，根据中医学"同病异治，异病同治"的原则，林毅教授提出肉芽肿性乳腺炎与浆细胞性乳腺炎尤其是复杂难治性浆细胞性乳腺炎病机相似，治法可参。

浆细胞性乳腺炎溢液期、肿块期和肉芽肿性乳腺炎肿块型均以消散为要，以消痈溃坚汤为基础方，结合辨证和随症加减处方。如乳头溢液呈黄色浆液性、质稠，伴口苦口干、失眠多梦，加牡丹皮、栀子、黄芩清肝泻火；若溢液呈脓血性或血性，加侧柏叶、茜草凉血止血。脓肿期若肿块红肿热痛，伴见身热口干，可加黄芩、虎杖、牛蒡子清热解毒；便秘，加大剂量白术（30~90g）、枳实、莱菔子以运脾行气通便；舌苔厚腻，加炒麦芽、炒稻芽各15~20g，以升脾阳、降浊阴。若乳房结块韧硬或已成脓，可加炮山甲（先煎）、皂角刺，以溃坚破结，消痈透脓。

外治方面，两者均可采用提脓祛腐综合疗法。如脓肿形成时使用火针洞式烙口引流术、小切口切开引流术或彩超引导下穿刺抽脓等方法引流；窦道、脓腔留置提脓药捻引流，并以加味金黄散、土黄连液外敷；炎性僵块形成时，可应用四子散药包热敷。对于脓腐已尽、空腔形成者，均可配合燕尾纱块和垫棉法局部压迫，再予加压绷缚，使乳房患处空腔前后壁贴紧促进愈合。在两者的外治法中，窦道、脓腔的探查和刮捻均是重要环节，务求彻底清除脓腐，方可祛腐生肌，并减少复发风险。

第八章
病位不同，治法相异

乳晕下脓肿（Zuska 病）与浆细胞性乳腺炎有相似的病因病机，均为发生于乳腺大导管的炎症，伴有导管扩张、乳头异常分泌物等表现；多有先天性乳头内陷或乳头开口畸形，乳头呈一字开口或中央脐凹样内陷。区别在于 Zuska 病肿块范围局限于乳晕后方，溃破后形成瘘管，多通向乳头部乳腺导管，易反复发作；浆细胞性乳腺炎局部肿块可从乳晕后方向某一象限伸展，持续不消或形成瘘管、窦道长达数年难愈。

从病因病机方面来看，Zuska 病与浆细胞性乳腺炎有相似之处，两者在内治方面亦可互参，但外治法有显著区别。Zuska 病多采用挂线疗法，因其病变导管多数为主导管，通过药物腐蚀导管，拔毒蚀管、提脓祛腐，以达到腐脱新生、管壁闭合之目的。而浆细胞性乳腺炎病变不局限于主导管，脓肿可沿主导管及分支导管蔓延，甚至腐蚀各级导管，向乳腺小叶及间隙甚至后间隙蔓延，其治疗目标不仅包括病变的导管，还需关注累及的分支导管及小叶，尽去肿块内的脓腐，使病变范围局限，减少对乳房外形和功能的破坏，因此外治无论采用切开引流还是火针洞式烙口引流，均需从脓腔低位引流，并留置提脓药捻保证引流通畅，避免袋脓形成。由于 Zuska 病与浆细胞性乳腺炎病位不同，故临床外治有别。

第九章
乳痈之防，重在调摄

　　林毅教授指出，导致乳腺炎性疾病发生的原因可分为内因、外因和不内外因。内因是情志过极、耗伤肝脾，导致积郁发于脏腑，随经络表现于外（乳房）；外因即六淫之邪，从皮毛、经络入中，表现为类似外感症状和乳房局部病变；而饮食劳倦则为不内外因。正如宋代陈言在《三因极一病证方论·三因论》中所论："六淫，天之常气，冒之则先自经络流入，内合于脏腑，为外所因；七情，人之常性，动之则先自脏腑郁发，外形于肢体，为内所因；其如饮食饥饱，叫呼伤气，尽神度量，疲极筋力，阴阳违逆，乃至虎狼毒虫，金疮踒折，疰忤附着，畏压溺等，有背常理，为不内外因。"人在自然界中生存，必然受六气的影响。林毅教授强调"正气存内，邪不可干"，故乳腺炎性疾病的预防重在通过调整内因和不内外因，达到固护正气、未病先防的目的。

一、哺乳期乳腺炎的预防

　　女性乳腺的小叶腺泡在妊娠期显著生长，尽管在妊娠中期腺泡中就有乳汁蛋白质和脂肪合成，但受到性激素的抑制，通常在分娩和胎盘娩出后才开始有充足的乳汁产生。由于乳汁中含有丰富的蛋白质、乳糖和脂肪，若乳汁淤积，易成为细菌繁殖的良好培养基。乳汁淤积的原因众多：或因乳汁多而吮吸不足，乳汁未及时排空；或产妇先天乳头内陷，排乳不畅，影响婴儿吸吮；或断乳不当，宿乳淤滞等。乳络阻塞，宿乳壅积，郁久化热，热盛肉腐，肉腐成脓而发为乳痈。新产妇由于乳头娇嫩，常常因婴儿吮吸方式不当致乳头破损，上结黄靥，乳窍受阻，汁不得出。新产妇正气亏虚是为内因，哺乳方式及乳房护理不当是为不内外因，两者相合为哺乳期乳腺炎发病创造了条件。流行病学研究也证实，哺乳期乳腺炎的发生与哺乳习惯和乳房护理密切相关，如充分清洁乳房是哺乳期乳腺炎发生的保护性因素。因此，林毅教授重视对哺乳期女性的宣教，加强乳房护理，避免外伤挤压等，注重合理的膳食和情志调养，预防本病的发生。

1. 生活调摄

哺乳期女性应重视乳房的清洁和护理。哺乳前后需清洗乳头，避免婴儿含乳而睡；如果婴儿哺喂后乳房仍胀满，可用手法或吸奶器适当排空，以免乳汁淤积；乳头有轻度破损时，可在哺乳后局部涂敷 10% 鱼肝油铋剂或蛋黄油，促使表皮修复。

2. 饮食调摄

林毅教授强调，乳痈的发生与饮食密切相关，故其预防亦强调饮食调摄。乳房属足阳明胃经，脾胃受纳腐熟水谷、化生气血，故乳汁为气血所化，源出于胃。若饮食不节，恣食膏粱厚味，伤及脾胃，运化失司，致胃热壅盛，气血壅结，乳络阻塞则成乳痈。因此，产后宜食清淡而富于营养之品，如西红柿、鲜藕、丝瓜、牛奶、鲫鱼汤、瘦肉汤等；忌过于辛辣、刺激、荤腥油腻之品。

3. 情志调摄

女子乳头属足厥阴肝经，肝主疏泄、调节乳汁分泌。产后女性初为人母，本易情绪紧张，若调养不当，忿怒郁闷，致肝气郁滞，厥阴之气不行，则乳络不畅，乳汁壅积结块而为患。产后气血虚弱，脾胃之气不足，若肝郁克脾，则运化进一步失调，湿热蕴结为患。因此，林毅教授强调产后女性要保持良好的心态，常想"四个快乐"（知足常乐、助人为乐、宽容享乐、苦中求乐），保证充足的睡眠以养肝，运用音乐疗法调节情志，补五脏通六腑，有助于提高机体免疫功能。

林毅教授尤其重视音乐疗法在情志调摄中的作用。《灵枢·邪客》记述："天有五音，人有五脏；天有六律，人有六腑……此人与天地相应者也。"音乐与人体的五脏六腑有着密切的关系，可以通过疏通经络、运行气血进而达到调整脏腑功能的作用。研究证实，音乐疗法属于声波振动，共振频率能够引起经络腧穴所在部位气血循环的显著改变，具有疏通局部经脉、增加循环灌注的作用。播放共振频率时，能够产生经络的传感现象，具备类似针灸的作用。早在《素问·五常政大论》中就记录了通过选择与五脏经络相应或相克的五音来调节脏腑功能的治疗方法："委和之纪……其脏肝……其声角商……涸流之纪……其脏肾……其声羽宫……"林毅教授认为，乳房疾病与肝、脾、肾三脏密切相关，其中养肝之法，重在声乐。对气郁质的患者来说，以"角"调为代表的音乐可助肝气疏发畅达，因此建议此类患者多听草原主题的音乐。临床研究发现，对产后缺乳患者采用中医五行音乐疗法之角调式治疗，治疗组第7天和第14天的乳汁分泌充足比例、纯母乳喂养例数均明显高于对照组，中医证候积分明显低于对照组，表明该疗法确有疏肝理气、通行乳络的作用。

二、非哺乳期乳腺炎的预防

非哺乳期乳腺炎病因较为复杂，与发病相关的因素较多。林毅教授经过长期临床观察发现，肉芽肿性乳腺炎急性发作的常见诱因为暴怒、外伤或一次性暴食海鲜。此外，病因学研究发现，肉芽肿性乳腺炎的发病与分娩经历、乳腺肿物、免疫疾病、乳房外伤、遗传疾病、乳汁淤积、细菌感染和高泌乳素水平等多种因素相关。浆细胞性乳腺炎的发病与哺乳经验、分娩经历、先天性乳头内陷、细菌感染及嗜烟等不良生活习惯有关。林毅教授认为，预防本病的发生和复发，最重要的措施是避免乳房遭受撞击外伤、矫治乳头内陷、严格执行饮食禁忌和避免不良情绪。

1. 生活调摄

（1）矫治乳头内陷：林毅教授认为，积极矫治乳头内陷可有效预防非哺乳期乳腺炎的发生。对于乳头内陷的女性而言，由于乳头不能暴露在空气中，化生的上皮无法自然排出，淤积于局部，导致周围组织的清洁状况较差，极易引发导管阻塞、细菌感染，从而发生炎症反应。由于乳腺导管鳞状化生的上皮无法自然排出，淤积于局部而致导管阻塞，加之乳头内陷导致周围组织的清洁状况较差，极易诱发细菌逆行感染，从而加重炎症反应。因此，正确、周期性地进行全面清洁是预防非哺乳期乳腺炎的重要措施。清洗乳房时，首先使乳房暴露，用沾有肥皂的清洁毛巾顺时针轻柔地擦拭乳房，乳头内陷的女性要特别注意彻底清洁乳头的分泌物及周边皮肤，防止分泌物残留堵塞乳腺导管或细菌侵入诱发感染。

矫治乳头内陷的最好时期是青春发育期。10~14 岁月经来潮后，少女乳腺发育时应观察乳头是否同期发育，如遇乳头发育滞后、乳头扁平，应及时手法揪提拉伸予以矫治。轻柔地向外牵拉内陷的乳头，每日3~5 次，每次 2~3 分钟。坚持牵拉乳头 3~6 个月，可减轻乳头内陷程度，使乳头周围皮肤支撑力增大，起到"定型"作用。亦可行拔罐疗法，每日 1 次，每次 5 分钟，20 日为一个疗程，休息 10 日可继续下一疗程，直至乳头挺出。手法提拉和拔罐疗法均可矫治乳头内陷，促进青春期乳腺导管发育，达到未病先防的目的。重度乳头内陷者可考虑行乳头矫形术。

少女要根据乳房的大小穿戴尺寸合适的乳罩，保证乳头能够良好发育。对于乳房较大的少女，内衣应适当宽松，避免长时间挤压乳房和乳头。对于有俯卧习惯的少女，要及时纠正，防止乳头遭受挤压，以免加重乳头内陷的程度。

（2）乳房清洁和护理：乳房的清洁和护理不仅对哺乳期女性不可缺少，对于非哺乳期女性也同样重要。病因分析研究提示，乳腺导管堵塞、乳头内陷和乳腺导管扩张等均是非哺乳期乳腺炎发病的重要影响因素，良好的乳房护理能够预防乳腺导管堵塞、扩张及炎症的发生，从而有效预防非哺乳期乳腺炎。

（3）戒烟：对于浆细胞性乳腺炎患者而言，吸烟、嗜烟是非常关键的致病因素，因此积极主动地戒烟对于预防浆细胞性乳腺炎意义重大。

常见的戒烟辅助方法有：①紧张消除法：有研究显示紧张情绪是促使人们吸烟的重要原因，因此在生活和工作中，通过运动、休息和放松练习等可有效调节情绪，消除紧张心理，从而辅助戒烟；②转移法：在戒烟的过程中采用精神转移法和食物转移法可有效淡化吸烟冲动；③健康宣教法：宣传吸烟对健康的危害，使吸烟者具有主动的戒烟意识；④替代法：以口香糖、瓜子、茶等替代香烟；⑤监督法：通过家属、朋友的监督强化戒烟过程，也具有较好的效果。

2. 饮食调摄

基于大量临床观察及文献报道，林毅教授认为一次性进食大量海鲜是乳腺炎常见的发病诱因。正如《金匮要略·禽兽鱼虫禁忌并治》所云："所食之味，有与病相宜，有与身为害，若得宜则益体，害则成疾……"中医认为，海鲜多属阴寒之物，脾胃虚弱之人不宜进食。而海鲜所含的大量异体蛋白，易引发过敏反应。如鱼、虾、蟹中所含的组胺，可诱发血管通透性增高、微血管扩张充血、组织水肿、腺体分泌亢进及嗜酸性粒细胞增高等，从而引发过敏反应，表现为皮肤红斑或丘疹、发热等。因此，林毅教授临床非常重视交代肉芽肿性乳腺炎患者的饮食忌宜，在整个治疗期间及康复期均要适当减少海鲜的摄入量，并根据患者的体质，酌忌牛羊肉等腥发之物及辛辣、煎炸油腻食物，同时强调均衡饮食，避免暴饮暴食。

3. 情志调摄

林毅教授认为，暴怒骤伤阴气，令血脉横逆为患。其理论来源于《素问·阴阳应象大论》："天有四时五行，以生长收藏，以生寒暑燥湿风。人有五脏化五气，以生喜怒悲忧恐。故喜怒伤气，寒暑伤形。暴怒伤阴，暴喜伤阳。"《类经·阴阳类》从肝心气血注解本条："气为阳，血为阴。肝藏血，心藏神。暴怒则肝气逆而血乱，故伤阴。暴喜则心气缓而神逸，故伤阳。"怒为肝志，短暂而轻度的发怒，能使压抑的情绪得到发泄，从而缓解紧张的精神状态，有助于人体气机的疏泄条达，以维持体内环境的平衡。但大怒、过怒则易出现胸胁胀满、头痛头晕、目赤肿痛等肝气上逆的症状。肝胃又与乳房关系密切，肝气横逆犯脾，加之阴血耗伤，则乳房经络气血亦逆乱，壅塞局部，发为痈脓。不良精神刺激、过度疲劳、熬夜后抵抗力下降，均可诱发或加重乳腺炎性疾病。"女子以肝为先天"，故女性更应保持心情舒畅，注意休息，保持情绪稳定、乐观，忌恼怒忧郁。

慢性乳腺炎患者，常因病程较长、乳房外观受损等因素，并发情绪障碍。在临床病例观察中，发现约 30% 的肉芽肿性乳腺炎患者因焦虑情绪影响正常生活。因此，林毅教授强调尽早对慢性乳腺炎患者开展情志养生指导，缓解不良情绪，可促进本病康复、预防复发。

（司徒红林　刘　畅　井含光）

参考文献：

［1］林毅 . 中医特色疗法治疗肉芽肿性乳腺炎临床实践 [C]// 中华中医药学会 . 第十二次全国中医、中西医结合乳房病学术会议论文集 . 北京：中华中医药学会，2011：5.

［2］朱华宇，司徒红林，林毅，等 . 中医综合疗法治疗复杂难治性浆细胞性乳腺炎 46 例 [J]. 现代中西医结合杂志，2009，18 (32)：3980-3981.

［3］郝素贞，李敬华，潘玉荣，等 . 火针洞式烙口联合提脓药捻引流技术治疗乳腺脓肿的疗效评价 [J]. 中国医学创新，2013，10 (23)：11-12.

［4］高霞，吕钢 . 哺乳期急性乳腺炎的相关危险因素以及治疗策略 [J]. 广东医学，2015，36 (20)：3210-3212.

［5］许继宗，张波，张喆，等 . 体感音乐的经络循经微循环机制探讨 [J]. 中医学报，2015，30 (10)：1446-1449.

［6］姚菲，程霖，苟雪 . 中医五行音乐疗法在肝郁气滞型产后缺乳中的应用研究 [J]. 成都医学院学报，2018，13 (3)：339-341.

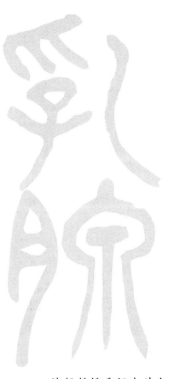

中篇　特色疗法

　　林毅教授重视内外合治，尤以外治为重，在乳腺炎性疾病治疗中运用了一系列外治药物及中医外科手术方法，如火针洞式烙口引流术、提脓药捻祛腐引流术、刮匙棉捻排脓祛腐术、揉抓排乳术、挂线疗法、土黄连液外治术、金黄散水蜜膏敷贴术、四子散药包外敷术、燕尾纱块加压绷缚术等。本篇将林毅教授最具特色和代表性的外治法总结如下，便于读者理解下篇"临证经验"内容。

第十章
揉抓排乳术

一、疗法简介

揉抓排乳术是采用手法直接作用于乳房局部，促进淤积的乳汁排出，可通郁闭之气，消瘀结之肿，达到理气散结、调和气血、通乳泻热的目的，适用于哺乳期乳腺炎郁滞期，以乳汁不通、乳房局部肿痛为临床表现者。由于其操作简便、疗效显著，该疗法于 2012 年纳入国家中医药管理局中医临床适宜技术推广项目，在全国范围进行视频教学，并在 1 000 多家医院推广使用。

二、操作方法

操作前，术者常规洗手，备好消毒毛巾。患者取坐位或仰卧位，垫好防渗垫巾，暴露患侧乳房。

操作时，首先疏通乳汁出口。左手示指、拇指将乳头固定翻开，右手持毛巾清理乳头表面的奶渍、奶栓、脱落表皮等，清洁乳头以确保乳汁出路通畅。在患乳涂擦少量液体石蜡，以示指、拇指分别从上、下、左、右各个方向提捏乳头，一边提捏一边清洁，检查乳孔是否通畅、奶线是否增多。

继而五指指腹顺乳络方向按摩患乳结块，放射状从乳房基底部向乳头方向揉推。随后右手拇指与示指夹持患侧乳晕及乳头基底部，不断轻拉揪提，使宿乳呈喷射状排出，直至结块消失、乳房松软、淤乳排尽、疼痛明显减轻。

排乳后检查有无淤积的乳汁残余。用右手检查左乳、左手检查右乳，示指、中指、环指全面检查双侧乳房。如有残余乳汁淤积，则酌情行二次手法治疗。

　　每次治疗时长以 20 分钟为宜。排乳正常，乳房包块和疼痛消失，则为治愈；排乳基本通畅，乳房包块和疼痛明显缓解，则为显效；排乳增多，乳房包块变小变软，疼痛减轻，则为有效；排乳无改善，乳房包块和疼痛无变化，则为无效。乳房水肿或局部皮肤破损的患者不宜进行手法排乳治疗。

视频 1
揉抓排乳术操作

三、林老医话

　　哺乳期乳腺炎郁滞早期因乳汁郁积、乳络阻塞，导致乳房肿胀结块、疼痛拒按。在乳汁淤积发生后，如不及时疏通积乳，可致郁久化热、热盛肉腐、肉腐成脓。林毅教授认为，此期运用揉抓排乳术可以及时排出积乳，从根本上消除病因，避免成脓之苦。揉抓排乳术既减轻了乳腺导管的压力，又缓解了周围血管和淋巴管的压力，对乳房结块的消散起到良好的促进作用，具有简、便、廉、验之优势。临床观察发现，经过正确的排乳治疗，90% 的哺乳期乳腺炎郁滞期患者可获得一次性治愈。

　　在郁滞早期，林毅教授往往先热敷患乳，以温通乳络，再行手法排乳，以提高疗效。术者需修剪指甲，用指腹按摩排乳，避免损伤皮肤。操作过程中，需注意用力均匀柔和，尽量减轻患者的疼痛。遇乳汁淤积引起乳房结块者，轻轻按揉结块局部，切忌暴力按摩，以免加重水肿，或造成乳络损伤。

　　如果患者在郁滞期乳络阻塞的基础上，热毒壅聚，逐渐出现乳房局部皮肤潮红、轻度触痛，尚未成脓，表明已进入郁滞化热期。林毅教授告诫此时不应行手法排乳，而应先抑其邪势，用加味金黄散水蜜膏外敷患乳，以清热解毒。

需要强调的是，本法不应用于乳房局部皮肤存在病变的患者，以及乳房存在其他良、恶性实质肿块者。若乳腺炎已成脓、按之应指，或表面破溃，或周围充血水肿、局部张力较高，或彩超下见脓肿形成，均不应采用本法排乳，以免脓液沿乳络扩散，加重病情。

（朱华宇　文灼彬）

参考文献：

［1］林毅,唐汉均.现代中医乳房病学 [M].北京：人民卫生出版社,2003: 145.

［2］林毅,蔡炳勤.外科专病中医临床诊治 [M].2 版.北京：人民卫生出版社,2005: 8.

［3］施杞,李其忠.名师与高徒 (三)[M].上海：上海中医药大学出版社,2007: 44-47.

第十一章
提脓祛腐综合疗法

林毅教授总结数十年治疗乳腺炎的临床经验，根据"祛腐生肌"原则，创立提脓祛腐综合疗法，是运用火针洞式烙口引流术、中药化腐清创术（包括刮匙棉捻排脓祛腐术、提脓药捻祛腐引流术、金黄散水蜜膏敷贴术、土黄连液外治术、燕尾纱块加压绷缚术）、四子散药包外敷术等多种外治法同时并举的中医特色疗法，同时辅以内服软坚散结、托毒消痈、益气和营之中药。本疗法创伤小、术后乳房外形损伤小，随访1~21个月，疗效满意，达到"更小创伤，更少毒副作用，更美外形，更好功能及更低复发率"的"五个完美"的治疗目标。

第一节　火针洞式烙口引流术

一、疗法简介

火针，古称"焠刺""烧针"等。火针刺烙法是将特制的金属针具烧红后，刺入一定部位以治疗疾病的方法，具有温经通络、散寒止痛之功。火针治疗痈疽、发背、流注等的原理可追溯到《素问·六元正纪大论》"郁之甚者，治之奈何？岐伯曰：木郁达之，火郁发之，土郁夺之，金郁泄之，水郁折之"。火性炎上，火邪郁遏，当使用疏散、发越之法，顺势而治。明代汪机《外科理例·乳痈》记载："夫乳者，有囊橐，有脓不针，则遍患诸囊矣。"但传统火针直径较小，远远不能满足乳腺脓肿迅速通畅排脓的需要。

乳腺脓肿是乳腺炎性疾病发展到成脓期的常见临床症状，除乳房局部红、肿、热、痛外，还可伴见发热、寒战，感染严重者可并发脓毒症。可见于哺乳期乳腺炎和非哺乳期乳腺炎成脓期，包括浆细胞性乳腺炎、肉芽肿性乳腺炎、慢性迁延性乳腺炎等多种乳腺炎性疾病。林毅教授认为，治疗乳腺脓肿应以保护乳房的外形及生理功能为首要原则，特别是在非哺乳期乳腺脓肿治疗方案的选择上，保乳应为重中之重。针对常规切开排脓损伤大、破坏泌乳功能和影响乳房外观之难题，林毅教授结合中医典籍及多年临床诊治经验，将传统火针刺烙法加以改良，创新了电火针治疗仪，以针代刀，应用火针洞式烙口引流术治疗乳腺脓肿，取得良好疗效，尤其适合多房脓肿和深部脓肿。改良后的电火针治疗仪，针具直径为 0.3~0.5cm，以电加热，温度稳定且可控。该疗法不仅能达到良好的引流排脓祛腐效果，而且创伤小、出血少、瘢痕小、外形良、功能好，可显著缩短疗程，为广大患者减轻了痛苦。该技术于2012 年纳入国家中医药管理局中医临床适宜技术推广项目。

火针同时兼具温通和泄热的作用，可顺应火势，使郁遏的邪气得以透发，使已成之脓得以决散，达到"开门逐邪"的作用。临床研究表明，火针可加速局部血液循环和淋巴循环，促进炎性渗出物的吸收，有利于组织修复和疼痛缓解。动物实验发现，火针可提高 6- 酮 - 前列腺素 1α 和血管内皮生长因子的含量，增加病灶局部微血管数目，改善血液循环。

二、操作方法

操作前需准备好电火针治疗仪和中药化腐清创术所需用具。行火针洞式烙口引流术后，需根据疮面及脓肿情况继续进行中药化腐清创术等操作，方能令脓腐尽去。电火针治疗仪由主机、针柄和针体组成；针体有大、中、小三种型号，材质为耐高温合金，针体通电后可在短时间内达到红透发亮；木质针柄绝缘隔热。中药化腐清创术所需用具包括银质球头探针、提脓药捻（五五丹，有提脓祛腐之功，制法详见本章第二节）、土黄连液（又名"功劳木液"，广东省中医院院内制剂，详见本章第二节）、2% 利多卡因、5ml 或 10ml 一次性注射器、大小粗细不同的不锈钢硬刮匙、加味金黄散水蜜膏（制法详见本章第二节）、不同规格的棉捻、消毒和无菌操作用具（一次性无菌手套、消毒棉签、纱块、治疗巾、蚊式钳、弯盘等）及弹力绷带。

林毅教授操作火针洞式烙口引流术常用体位为仰卧位和侧卧位，目的是便于脓液向低垂位引流，同时也方便术者操作。操作前，以彩超探查脓腔部位、大小及深度，对脓已成且位置较深者，选取最有利于引流的进针方向，并在皮肤表面标记进针点。根据脓腔的大小、深浅，林毅教授选用火针针具的标准如下：脓腔小而表浅者，宜用短针细针，可选用 1.5mm×40mm 的细针；脓腔大而深者，宜用长针粗针，可选用 3.0mm×65mm 的粗针。针具要求针尖锋利，针体均匀圆滑，粗细适宜。

操作时，需于脓肿下方放置一弯盘以备盛脓。在脓肿局部常规消毒，铺巾，用 2% 利多卡因做进针点及针道局部麻醉，以注射器回抽见脓液为度，并测量进入组织内针体的长度，此即为脓腔之深度，以此作为火针烙道深度的参考依据。右手持电火针针柄，打开电源，令针尖、针体加热至通红。左手端提患乳，自进针点快速进针，直刺脓肿中部，使针尖进入脓腔约 1cm，迅速出针。出针后脓液从引流口自行排出，并用手轻轻揉抓脓腔壁，或轻轻加压，使脓液尽量排出。如坏死组织阻塞烙口，可用蚊式钳将其夹出，或用刮匙搔刮、棉捻捻除脓腐。术后插入提脓药捻引流 1~2 天即可，注意提脓药捻应插至脓腔基底部。为避免提脓药捻腐蚀皮肤，林毅教授强调务必用土黄连液湿纱包裹提脓药捻外露部分，以避免其与皮肤直接接触。烙口周围乳房红肿处用加味金黄散水蜜膏外敷，以清热解毒、消肿散结，以弹力绷带包扎固定。

视频 2
火针洞式烙口引流术操作

术后第 1~2 天，每天排脓并更换提脓药捻 1~2 次。林毅教授强调，此时尽量使各个脓腔达到同时向烙口引流的效果，换药时用刮匙搔刮及棉捻捻除排尽脓腐后，在探针引导下尽可能向不同方向打开的脓腔分别插入提脓药捻至脓腔基底部，脓尽后不再插置药捻。若脓腔内无坏死组织，且为皮瓣红活的阳性疮面，彩超探查无残留脓腔，血常规检查正常时，可予收口。对内腔较小（长径 <5cm）者，用棉垫或燕尾纱块直接加压绷缚，蝶形胶布牵拉引流口以收口；对内腔较大（长径 >5cm）者，用棉垫或燕尾纱块从上向下逐步加压绷缚，使新生肉芽组织从基底部生长，引流口暂保持开放，防止引流口浅表部组织过早粘连而致假性愈合。待脓腔明显缩小后，方予蝶形胶布牵拉引流口收口。收口后换药时间为每 3 天一次。脓腔及引流口愈合后，对于慢性炎性僵块者，林毅教授常用四子散（白芥子、莱菔子、苏子、吴茱萸各 120g）药包热敷乳房僵块处，每次半小时，每天 2 次，以理气化痰、软坚散结，促进僵块消散，避免炎症复发。

三、林老医话

林毅教授总结火针洞式烙口引流术操作的关键技术包括三方面：

1. 正确选择进针点、进针方向和深度

林毅教授强调，选好进针点、明确进针方向和深度是确保火针刺烙引流效果的重要因素，也是火针洞式烙口引流术操作的关键。

进针点应选在脓肿明显波动的低垂部位，以利引流，避免形成袋脓；并尽量避开和远离乳晕，以防伤及乳腺主导管。肉芽肿性乳腺炎患者常见多发不规则脓腔，或以窦道贯通，治疗前需行乳腺彩超检查，明确脓腔和窦道的位置、大小、距表皮深度，选择合适的烙口位置，尽可能以单一烙口完成多脓腔、多窦道的引流（图 11-1）。

进针方向要直刺脓肿中部，才能形成较好的引流通道。若进针偏斜，由于组织牵引和压力的作用，刺烙通道内口可能受压，会使引流不畅，影响引流效果，尤其对部分坏死组织尚未液化的脓腔。

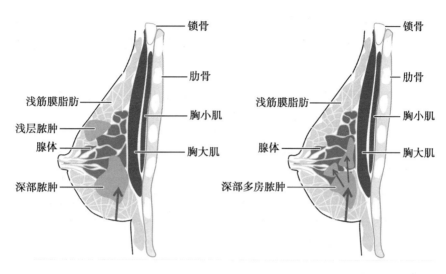

图 11-1　火针洞式烙口引流术进针示意图

　　进针深度参考前述注射针头所测的脓腔深度，令针尖进入脓腔 0.5~1cm 为宜。若进针深度不够，针尖刚进入脓腔，则内烙口太小，易被稠脓或坏死组织堵塞，造成引流不畅。但也要避免进针过深，以免损伤正常组织，尤其是血管和神经。

　　2. 掌握针温和针速

　　火针的温度适当，是使烙口、烙道组织产生焦痂，形成坚实而光滑的管状引流通道并能止痛止血的重要条件。若温度不足，则易导致明显疼痛，或针体与部分周围组织粘合，或针尖达不到预期深度，或烙道焦痂不够坚实，而影响充分引流效果。因此林毅教授强调，针体需加热至红透发亮才可进针，此时针体温度高达 800℃，烙道内壁产生焦痂附着，在病灶局部形成一个管径较小（3~5mm）、内壁光滑的管状引流通道，排脓效果好，既避免了死腔的形成，又可同时达到止血、灭菌之效。

　　火针针刺的速度取决于脓腔的大小和深浅。脓腔小而浅者，脓液少，易排出，针速宜快，速进疾出，不转针，不停留。对大而深的脓肿，因排脓通道长，脓液多，往往还有块状坏死组织，排脓时间长，为使引流通畅彻底，要有略宽的排脓通道，故快速进针后还需将针体迅速转动一下再退针，这样才能形成一个良好的引流通道。

3. 术后处置

术后在探针引导下尽可能将不同方向的脓肿打开，用刮匙搔刮，排出脓腔内的坏死组织和瘀血，再用大、中、小不同规格的干湿棉捻交替捻净脓腔及窦道内的脓腐。林毅教授认为，在乳腺脓肿的治疗中，只有"脓尽"方能"肌生"，故术后若探及残留顽腐或炎性机化组织，则在火针形成的烙道内放置提脓药捻引流，不仅利于残留的坏死组织液化排出、拔毒引流，还可避免假性愈合，便于术后使用刮匙和棉捻清除坏死组织。并以土黄连液湿纱或加味金黄散水蜜膏敷贴乳房，弹力绷带"8"字形包扎固定，以舒适为度。这种将火针与药捻结合运用的方法，早在《医宗金鉴·外科心法要诀》中已有记载："痈疽流注，经久不消，内溃不痛，宜用火针烙之。二枚一样，形如箸粗，头圆，长七寸。拈时蘸香油炭火上烧红，于疮头近下斜入，向软处烙之。一烙不透再烙，必得脓水不假手按流出，方用绵纸撮拈如绳状，随深浅拈入烙口，余纸分开，外贴膏药，此古法也，今罕用之。"

在施行火针刺烙、提脓祛腐的过程中，需重视乳腺彩超的应用：①肿块初起，贵在判别有无成脓；②体表定位，可协助选择引流术口；③脓成术后，可判别是否脓尽，脓腔是否愈合，有无假性愈合或残腔存在。

临床应用本法，还应注意以下情况：①乳痈初起脓未成者或慢性炎性僵块，均不宜采用火针洞式烙口引流术进行引流。②浅表的脓肿，适合采用小切口切开引流。③有凝血功能障碍、精神障碍或过敏体质者，不应使用本法。④糖尿病患者在血糖控制稳定时方可施术（空腹血糖 <7.1mmol/L，餐后 2 小时血糖 <11.1mmol/L，糖化血红蛋白正常），后续换药期间仍需注意将血糖控制在稳定状态及无菌操作，以避免术口延迟愈合。⑤精神过于紧张，或饥饿、劳累的患者均不宜施行火针洞式烙口引流术，以防出现晕针等不适，待不适症状缓解后再行治疗。

（司徒红林　徐　飚）

参考文献：

［1］林毅，唐汉均.现代中医乳房病学 [M].北京：人民卫生出版社，2003: 153-154.

［2］林毅，蔡炳勤.外科专病中医临床诊治 [M].2 版.北京：人民卫生出版社，2005: 27-28.

［3］施杞，李其忠.名师与高徒 (三)[M].上海：上海中医药大学出版社，2007: 47-49.

［4］沈胡刚，顾建伟，冯全林，等.火针烙洞排脓加药线引流治疗乳痈成脓期临床观察 [J].中国中医急症，2014, 23 (11): 2127-2128.

［5］王兵，胡静，张宁，等.火针扬刺治疗膝骨关节炎临床观察[J].中国针灸，2017, 37 (5): 463-446, 476.

［6］张丽蕊，阎翠兰，王玉浔，等.血管内皮生长因子在火针治疗褥疮小鼠创面中的表达及作用 [J].上海针灸杂志，2012, 31 (8): 606-608.

第二节　中药化腐清创术

中药化腐清创术为提脓祛腐综合疗法中的关键环节。无论采用火针洞式烙口引流还是传统切开排脓引流，均可顺接运用中药化腐清创术，以达腐祛肌生之目的。中药化腐清创术由 5 个部分组成，逐一介绍如下。

一、刮匙棉捻排脓祛腐术

（一）疗法简介

刮匙刮腐主要用于清创术中刮出坏死组织和瘀血。棉捻捻腐有以下几个作用：在清创开始时，探查脓腔、窦道内坏死组织的形态、多少；在清创过程中，沾有土黄连液的棉捻多次捻净窦道和脓腔坏死组织，在消炎杀菌祛腐的同时，还可促进创面新鲜肉芽生长；在使用土黄连液后，再次使用干棉捻，起到判断是否"腐尽"、可否收口的重要作用。本法适用于各类乳腺炎脓肿型、窦道型和混合型（窦道、脓肿等并存）脓腐未尽者，具有清除脓腐、瘀血及坏死组织之效，避免顽腐不尽、瘘口久不收口等延迟愈合或炎症反复发作。

（二）操作方法

操作前需准备刮匙、棉捻、土黄连液、消毒及无菌操作用具。林毅教授习用不锈钢硬刮匙，型号分大、中、小三种，头部为汤匙状，后方膨大呈细长纺锤状。棉捻需准备大、中、小不同型号，根据溃口或引流口的大小选用。操作时，患者的体位以利于引流通畅为原则，不拘泥于单一的体位，可选用侧卧、半卧甚至坐位。如果脓腔范围较大，亦可于换药过程中转换体位，以达到最好的低垂位引流效果。一手端提乳房，另一手持刮匙从切排口或洞式烙口探入，以中等力度贴壁搔刮，先由窦道开始，继而深入脓腔，将窦道及脓腔内的坏死组织和瘀血等机化顽腐组织刮出，直至刮匙下组织质韧，无脓腐刮出，方达祛腐生肌的效果，避免复发。

根据窦道的大小选择合适规格的棉捻，以同一方向（顺时针或逆时针）旋转进出窦道及脓腔的方式，捻除窦道及脓腔内的残余坏死组织。通常先以小号干棉捻探入脓腔和窦道，明辨窦道的深浅、大小和方向，脓腐组织较多且窦道大小允许的情况下，换用中号干棉捻，反复多次。注意窦道近皮下处尤其乳晕皮下常有坏死组织聚集，需于操作最后沿皮下周围旋转棉捻，重复多次，务必捻净脓腐。随即换用沾有土黄连液的棉捻进行多次捻腐。最后以干棉捻捻净，务必确保棉捻上无脓腐组织方可，以达到"腐去见血收"之效果。

视频 3
刮匙棉捻排脓祛腐术操作

（三）林老医话

林毅教授强调，行刮捻祛腐时，应全程以大小鱼际紧压患乳基底部，五指端提乳房。端提乳房不仅可以减轻操作引起的疼痛，还有利于乳房下端后间隙的脓液流出，并让原本弯曲的窦道接近垂直状态，有利于彻底刮捻祛腐。

操作过程中若出血量较多，或出现非暗红血凝块的新鲜出血，可局部使用少量肾上腺素，立即棉垫加压即可止血。若出血未止，需停止后续刮捻操作，局部加压包扎止血，次日再清创。

需注意的是，本法禁用于乳痈初起未成脓者和局部以慢性炎性僵块为主要表现者。对于凝血功能障碍、精神障碍、精神过于紧张、饥饿或劳累者，应慎用本法。

二、提脓药捻祛腐引流术

（一）疗法简介

药捻法是将提脓祛腐药粉喷撒在粘有米糊的棉纸上、搓成大小不等的长条状药捻，插入脓腔或窦道内，以祛腐引流，促进疮口愈合的方法。早在晋代就有将药捻用于脓肿引流的记载，是外科提脓祛腐法的一种。提脓药捻中的药粉为五五丹，属提脓祛腐药，能使疮疡内蓄之脓腐迅速脱落，利于腐脱肌生。本法适用于各型乳腺炎性疾病尤其是弥漫性肉芽肿性乳腺炎之混合型，窦道或脓腔内脓成不透，或脓溃后仍有坏死组织未能液化排出者。

（二）操作方法

药捻的制作方法是取熟石膏、红升丹各半，研细末，均匀喷撒在棉纸上（棉纸以米糊铺之），卷紧焙干，制成长短、粗细不同规格的药捻备用。

行提脓药捻祛腐引流术之前，需准备银质球头探针和无菌用具，以及制备好的药捻。对于窦道或脓腔内脓成不透者，首先以银质球头探针探查脓腔深度和范围，在探针引导下放置提脓药捻于主要的脓腔或窦道的基底部引流。与脓腔相邻的炎性肿块脓未成熟者，可用银质球头探针引导至炎性肿块中央部，将提脓药捻贯通式插入炎性肿块内。

药捻留置到位后，留出 1cm 长的药捻在疮口外，药捻与皮肤可能有接触的位置均需使用土黄连液湿纱包裹，避免腐蚀正常皮肤。留置药捻后，患乳局部可外敷土黄连液湿纱及加味金黄散水蜜膏。根据窦道或脓腔的实际情况，一次可留置多条药捻，尽可能插入不同方向打开的脓腔。每天换药排脓1次，必要时早晚各一次，同时更换提脓药捻。

视频4
提脓药捻祛腐引流术操作

（三）林老医话

留置提脓药捻前，务必使用探针探清脓腔位置和深浅。对于脓腔位置较深者，还可在彩超引导下放入提脓药捻，避免提脓药捻伤及正常组织。并用无菌剪刀剪去药捻末端尖锐部分，以减少留置过程中可能带来的不适。每次留置提脓药捻不超过24小时，林毅教授通常叮嘱患者务必次日复诊，及时更换药捻、排出脓腐。通常于清创术后1~3天留置提脓药捻，若脓腐已尽，局部辨证为阳性，即可停用提脓药捻，否则影响收口。若窦道清洁、肉芽生长良好，则可见好就收，以缩短疗程。

本法不宜用于乳痈初起未成脓者、阳性溃口或窦道者。过敏体质、凝血功能障碍者、精神障碍者禁用本法。精神过度紧张、饥饿或劳累者需待不适症状缓解后再行治疗。

三、土黄连液外治术

（一）疗法简介

土黄连又称阔叶十大功劳，出自《滇南本草》，入药部位主要为其叶，味苦性寒，无毒。功能清热解毒，利小便。治腹泻、赤痢、火眼赤痛、齿龈肿痛、咽喉炎、热淋、痄腮、丹毒、湿疹。林毅教授总结长期的临床实践经验，认为此药具有良好的抗炎、抗菌及促进慢性炎症伤口愈合的作用，并从20世纪80年代初开始将阔叶十大功劳液用于乳腺炎性疾病的治疗。她带领研究团队研发药液提纯工艺，自 1992 年制成院内制剂土黄连液，临床实践表明其具有清热解毒、抗菌消炎、生肌长肉之功。研究发现，土黄连液可有效治疗乳腺导管扩张伴炎症，同时在褥疮、术口护理、慢性骨髓炎、放射性皮炎、前庭大腺脓肿、痤疮等治疗中也有良好的疗效，平和而无刺激，堪称"疡科圣药"。

土黄连液外治术广泛用于乳房疾病的治疗，包括：保守治疗阶段以土黄连液外敷消肿止痛；切开排脓或清创后以土黄连液冲洗脓腔、局部湿敷，抗菌消炎；以土黄连液纱条进行浅表脓腔引流，缓解脓腐已净而创面水肿之症。在上述临床应用的启发下，林毅教授弟子将土黄连液用于乳腺导管灌注，治疗乳腺导管炎之管腔糜烂等。此外，土黄连液还可用于治疗乳腺癌放射性皮炎、乳腺癌晚期局部翻花溃烂等。

（二）操作方法

乳腺炎性疾病初起阶段，以肿块伴有化热为主要表现时，或者乳痈已溃，可使用土黄连液进行皮肤表面湿敷。以土黄连液充分浸润无菌纱块，将湿纱敷于肿物或创口表面，外覆棉垫，以弹力绷带固定。

对于清创后局部脓腐已净，无需再用药捻提脓引流，但疮面窦道水肿不宜收口者，或脓腔过于表浅，不宜使用提脓药捻者，林毅教授灵活运用土黄连液纱条进行引流。将无菌纱块剪成 0.5~1cm 宽的纱条，以土黄连液浸湿备用。刮捻祛腐后，左手持无菌镊钳夹纱条前端，右手持圆头探针或小号直钳将土黄连液纱条逐段塞入窦道和脓腔中，以填塞满为止。为保证良好的引流效果，土黄连液纱条不应完全塞入疮口内，应将其末端 1.5cm 左右留于疮口外。外覆土黄连液湿纱及棉垫，以弹力绷带加压包扎固定。

视频 5
土黄连液外治术操作

　　林毅教授每于清创过程中，在刮匙棉捻充分祛腐后，使用土黄连液进行脓腔冲洗。用无菌注射器抽取适量土黄连液注入脓腔、窦道内，使土黄连液充分浸泡术区，停留 20 秒后使用吸引装置吸净。共冲洗 2 次，再予外敷土黄连液湿纱和加味金黄散水蜜膏，敷料覆盖、包扎。

　　在林毅教授的启发下，其弟子将土黄连液用于乳腺导管灌注治疗。对乳腺导管扩张伴炎症的患者，于乳管镜检查排除导管内占位性病变后，以土黄连液冲洗，每次用土黄连液 2~5ml。首次灌注时可在乳管镜直视下操作。确定溢液乳孔及方位后用土黄连液消毒乳头及其周围 5cm 以上皮肤，铺消毒孔巾，插入乳管镜至炎性病变的分支导管部位，用 5ml 注射器吸取适量药液，从乳管镜注药口缓慢推入药液至病变区域，药液保留 3 分钟后退出乳管镜，挤出残余药液（图 11-2）。灌注治疗后 24 小时内注意保持局部干燥清洁。每周 1 次，3~5 次为一个疗程。再次灌注时，可直接用 4 号平针头插入溢液的乳孔缓慢注入土黄连液（图 11-3）。

（三）林老医话

　　土黄连液外治术应用广泛，皮肤表面及开放性脓肿、窦道内均可应用。使用土黄连液冲洗时需确保创口位于脓腔低垂位，避免注入的土黄连液混合坏死组织残留于脓腔深部。

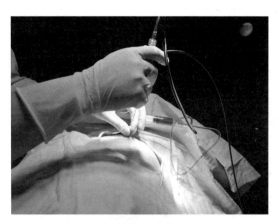

图 11-2　乳管镜下土黄连液灌注

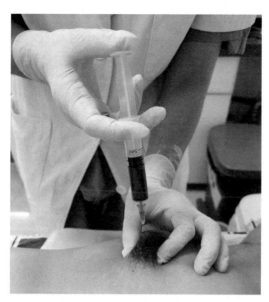

图 11-3 徒手操作土黄连液灌注

对于乳腺导管扩张伴炎症的患者，以往多采用庆大霉素灌注；清创术中为抑制炎症反应，也有采用庆大霉素冲洗脓腔、窦道者。林毅教授认为，乳腺炎性疾病若非引起脓毒血症，均不建议使用抗生素，包括外治疗法。因乳腺炎性疾病虽有"炎症"表现，但发病往往与乳络不通、排乳不畅或免疫力低下有关。抗生素为寒凉之品，误用或过用可损伤正气，寒性收引冰遏，易致气血凝滞、肿块坚硬难消。此时可用性质温和无刺激的土黄连液代替庆大霉素进行灌注治疗和脓腔冲洗，亦可作为皮肤消毒使用，可达消炎生肌之效。此外，在中药化腐清创术中，若临床诊断结合彩超提示脓腔在皮下且较为表浅，经刮匙棉捻排脓祛腐术后不宜留置提脓药捻，此时可在脓腔内填塞土黄连液纱条，可达到消炎杀菌和生肌长肉的双重效果。

为进一步探索土黄连液的作用机制，林毅教授带领科研团队开展系列基础研究，包括应用免疫印迹及激光共聚焦技术，检测土黄连液提取物对 NF-κB 通路的影响等。结果提示土黄连液提取物可显著抑制炎性巨噬细胞分泌一氧化氮，阻断核因子-κB 通路的传导，降低环氧化酶2、一氧化氮合成酶、白细胞介素 1β、白细胞介素 6 表达，同时抑制多种炎症细胞因子（CCL-2、CCL-4、CCL-5）的表达，具有多环节、多靶点的特性，从而达到良好的抗炎"祛腐"效果。同时，土黄连液提取物可抑制金黄色葡萄球菌、肠球菌、大肠埃希菌生长，显著增强血管内皮细胞增殖活性，促进其迁移和成管能力，揭示了其消炎、抗菌、生肌的机制，进一步验证了土黄连液治疗乳腺炎性疾病的有效性，有助于土黄连液提取物的进一步开发、应用和推广。

四、金黄散水蜜膏敷贴术

（一）疗法简介

金黄散水蜜膏敷贴术属于中医外科学中的箍围疗法。徐大椿在《医学源流论》强调"外科之法，最重外治；而外治之中，尤重围药"，可见箍围法在中医外科学中的重要性。《备急千金要方》和《太平圣惠方》均对箍围法的操作方法有详细记载，清代吴尚先《理瀹骈文》称："又问膏药功用如何？余曰：一是拔，一是截。凡病所结聚之处，拔之则病自出，无深入内陷之患；病所经由之处，截之则邪自断，无妄行传变之虞。"可见箍围法施用得当，确有初起者令其消散，已坚者促其破溃，溃脓者拔其余毒之效。

金黄散又名"如意金黄散"，出自明代医家陈实功所著《外科正宗》，其组成为：姜黄、大黄、黄柏、苍术、厚朴、陈皮、甘草、生天南星、白芷、天花粉。林毅教授常用的外治方"加味金黄散"，即在上方组成中加入芙蓉叶而成。方中大黄味苦性寒，与姜黄同用可逐瘀通经、凉血解毒；生天南星与白芷共用可有效祛风止痛、消肿排脓；苍术去死肌，黄柏有除结热、消肿毒之功效；天花粉主治疮疡肿毒；厚朴、陈皮可燥湿化痰；芙蓉叶功能凉血消肿排脓；甘草调和诸药，以起到消肿止痛、逐瘀排脓之效。全方药性偏寒凉，但不乏辛温散结之品，适用于疮痈急性期，局部红肿热痛者。现代药理学研究发现，大黄与姜黄具有抗炎抗菌效果，能起到抗感染及止血作用；天花粉主要含有蛋白及酶抑制剂等成分，可治疗疮疡肿毒，达到消肿排脓的疗效；生天南星成分主要为黄酮类、脂肪酸、挥发油类及凝集素等，具有镇痛、抗炎、杀菌作用；甘草主要成分有甘草酸、甘草苷等，可以缓和大黄的不良反应，同时具备较好的抗炎、抗过敏作用。前期研究结果表明，如意金黄散加减酊剂箍围法能够通过调控促炎性细胞因子及抗炎细胞因子，抑制炎症反应，使皮肤脓肿尽早局限，促进护场形成，并能缩短创面愈合时间。基础研究发现，早期应用如意金黄散加减酊剂治疗大鼠皮肤脓肿，能够在脓肿形成的不同时期调节局部巨噬细胞标记物 CD68 及过氧化物酶的释放，从而为护场形成提供有利条件。

（二）操作方法

将姜黄、大黄、黄柏、苍术、厚朴、陈皮、甘草、生天南星、白芷、天花粉、芙蓉叶粉碎成细粉，过筛后混匀，制成加味金黄散备用。制作加味金黄散水蜜膏时，每次取用 200g 药粉，将药粉和温水及适量蜂蜜混合调匀呈糊状，薄层均匀涂抹于 15mm×20mm 的隔水垫巾上，上覆一层土黄连液纱块。将纱块和水蜜膏敷贴于肿块处，每 5~6 小时更换一次。

视频 6
金黄散水蜜膏敷贴术操作

（三）林老医话

在脓肿的形成过程中，如果感染能在短时间内集中于一个固定区域而不向周围及深部组织扩散，并借助药物及通过机体自身的抗炎免疫机制，则可以使脓肿局限在小范围内，达到易治的目的。林毅教授强调，中医外科的箍围法正是通过外用中药的围敷促使肿块在初期得以消散；使已酿脓者疮形缩小、趋于局限，促其早日成熟、破溃；溃后肿未消者，也可用之消肿，以化余毒。因此，本法可广泛用于各种类型乳腺炎红、肿、热、痛者。对于乳腺炎肿块期表现为阴阳杂错者，可与热敷法交替使用。受其解毒散结作用的启发，林毅教授还将其用于肉芽肿性乳腺炎合并下肢结节性红斑的治疗。

本法在乳腺炎性疾病中应用广泛，但不宜用于过敏体质者。若炎症已进入迁延阶段，局部无红肿热痛，则不宜使用本法。若敷贴后局部皮肤出现红疹、瘙痒症状，则需暂停敷贴，外用土黄连液或炉甘石洗剂等缓解皮肤过敏反应。

五、燕尾纱块加压绷缚术

（一）疗法简介

本法源于垫棉绷缚法，最早记载于明代陈实功所著《外科正宗》："痈疽、对口、大疮内外腐肉已尽，惟结痂脓时，内肉不粘连者，用软绵帛七八层放患上，以绢扎紧，将患处睡实数次，内外之肉自然粘连一片……"是应用绢帛棉垫覆盖于疮上，绷缚扎紧，借助加压的作用，使过大的溃疡空腔皮肤与新肉得以粘合，促进愈合的一种外治法。

乳腺腺体组织丰富，炎症易于向腺体间隙扩散，乳腺炎易出现脓出不畅、袋脓，或形成窦道、脓液不易排净。林毅教授结合乳腺炎的上述特点，将垫棉绷缚法进行改良，采用燕尾纱块叠瓦状逐一叠压于脓腔最凹陷处，并用敷料及弹力绷带绷缚固定，借助坚实加压之力，减少原有脓腔内的张力，防止渗液或出血，同时使排脓祛腐后的空腔闭合，助脓肿壁相互贴合，达到较快愈合的目的，从而缩短病程。

（二）操作方法

备好无菌纱块、棉垫、弹力绷带和胶布。加压时以引流通畅为原则，一般选择仰卧位或侧卧位；绷带绷缚时采取坐位，亦可根据实际情况灵活选择，不拘于单一的体位。首先将无菌纱块对角折叠2次呈三角形（即燕尾纱块），于脓腔上缘或远端，用燕尾纱块以叠罗汉式由上而下、由远而近逐步加压至窦道口，使得新生肉芽组织从创面基底部生长。如脓腔较大（长径 >5cm），则将窦道口暂时保持开放，确保渗液（邪）有出路，防止外口浅表部组织过早粘连而导致假性愈合。

局部加压后，以大棉垫覆盖加压区域并以弹力绷带"8"字形绑缚，达到固定燕尾纱块及提供持久压力的作用，从而促进新生肉芽组织的生长。弹力绷带包扎力度要适中，太松起不到加压作用，太紧则影响正常呼吸，包扎好后以可容纳一指的间隙为宜。

视频 7
燕尾纱块加压绷缚术操作

对于较大的疮面，待脓腔及窦道腐尽肌生向愈之际，以蝶形胶布牵拉对皮收口。采用 1.25cm 宽的防敏胶布制作蝶形胶布，胶布长度视疮面大小而定。将胶布中间位置扭转数圈，使其形成无粘力的区域。依据疮口大小情况，一次使用一条或数条蝶形胶布牵拉，无粘力区域正对疮面上方，胶布两端需贴附双侧皮缘外的正常皮肤 5~10cm，方可起到较好的牵拉作用（图 11-4）。对于较大的疮面，若无法一次牵拉对合，可用土黄连液湿纱敷贴并以棉垫覆盖保护疮面，不需加压绷缚。

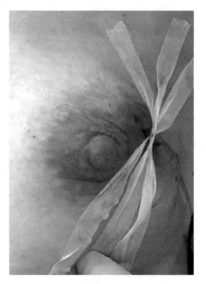

图 11-4　蝶形胶布牵拉收口

（三）林老医话

林毅教授将本法应用于各型乳腺炎成脓期排脓通畅后、腐祛肌生时的伤口收口。部分患者脓腔位于内下或外下象限，向乳晕后方发展并于乳晕周围形成溃口，此时溃口高于脓腔，易形成袋脓。此类患者尤其需要重视燕尾纱块加压绷缚术的应用，使用纱块、棉垫垫压于脓腔下方，以免形成袋脓导致疾病反复发作。

林毅教授还强调，本法应避免用于阴性疮面，以免收口过早引起袋脓或假性愈合。若彩超提示仍有脓肿尤其是多个小脓肿时，可在彩超引导下定位穿刺抽脓后再行加压。探针探查及彩超均提示脓已尽、脓腔愈合，若疮面有少量灰白色或瘀暗坏死皮缘，需使用蚊式钳清除坏死皮缘，令疮面红活，再用蝶形胶布牵拉收口，垫棉加压后"8"字形绷带包扎固定 5~7 天。

小结：

上述 5 种疗法在慢性乳腺炎的治疗中，需根据病情灵活运用。对于复杂性多房脓肿，如何设计提脓祛腐引流路径，是临床治疗的难点之一。林毅教授总结引流方法和技巧如下：

1. 于脓腔低垂位开口，顺势而下；多发脓肿者，选择能兼顾多个脓腔引流的位置。

2. 注重换药时体位的选择，如病灶在乳房外上象限，则采取健侧卧位（患乳在上）；若病灶在乳房外下象限，换药时可采取仰卧位；若病灶在乳房内上或内下象限，可视患者乳房大小采取仰卧位或斜仰卧位。

3. 参考超声探查定位，标记脓腔分布及引流路径的设计。

4. 根据病情变化及引流效果，可适当增加引流通道。

（刘 畅　王志宇　郭 莉）

参考文献：

［1］卓睿, 柴妤, 董洁, 等. 土黄连液乳管镜冲洗治疗乳腺导管扩张伴炎症临床观察 [J]. 辽宁中医杂志, 2009, 36 (12): 2102-2104.

［2］卓睿, 李铁, 董洁. 土黄连液灌注治疗乳腺导管扩张伴炎症 53 例临床研究 [J]. 北京中医药大学学报, 2007 (8): 565-567.

［3］黄海生, 沈加君, 王一清, 等. 超声引导下穿刺冲洗联合中药治疗乳腺脓肿的应用价值 [J]. 医学影像学杂志, 2016, 26 (12): 2240-2242.

［4］张朝晖, 朱朝军, 张杨, 等. 护场理论指导下的箍围法治疗大鼠皮肤脓肿疗效观察 [J]. 中国中西医结合急救杂志, 2017, 24 (1): 58-62.

［5］徐强, 刘婷婷, 王婉莹, 等. 护场理论指导下的如意金黄散加减酊剂箍围法对皮肤脓肿大鼠组织 CD68、MPO 表达的影响 [J]. 北京中医药大学学报, 2018, 41 (9): 771-780.

第十二章
拔 罐 疗 法

一、疗法简介

拔罐疗法最早称为"角法"，因其使用兽角操作而得名。西汉时期的《五十二病方》记载："牡痔居窍旁，大者如枣，小者如枣覈（核）者方：以小角角之，如孰（熟）二斗米顷，而张角。"其在外科痈脓的治疗中早有应用，如明代申斗垣在《外科启玄》中记载的竹筒拔脓法："疮脓已溃已破，因脓塞阻之不通……如此当用竹筒吸法，自吸去其脓，乃泄其毒也。"随着生产技术的发展，拔罐工具也经历了从兽角到竹罐、玻璃罐、抽气罐、硅胶罐等的演变，其制造负压的方法也从单一的投火法逐步发展出抽气法、按压排气法等。

先天性乳头内陷及乳腺导管内分泌物积聚是引起导管周围炎和乳头乳晕后脓肿等慢性乳腺炎最主要的原因。西医学尚无针对乳头内陷的预防方法，治疗多采用手术矫形，但手术对乳房外形和功能的破坏，影响了患者的依从性。林毅教授将拔罐疗法运用于本病的预防和治疗。乳头拔罐能在清除乳腺导管分泌物的同时矫治乳头内陷畸形。传统的火罐疗法使用罐口光滑的玻璃罐，虽然不易损伤皮肤，但需要燃火，不利于患者自行操作。林毅教授团队经过研究，将新型食品级硅胶材料制作的硅胶罐应用于临床，具有防爆防摔、清洗消毒方便、安全无毒、材质耐老化等优点。患者可采用硅胶罐在家自行完成操作，有效预防相关乳腺病的发生和复发，适合临床应用及推广。

二、操作方法

使用玻璃罐进行操作前，需准备好消毒玻璃火罐、95% 酒精棉球、止血钳、点火器及用于灭火的小口瓶。拔罐前检查罐口有无缺损、裂痕。患者取仰卧位，暴露拔罐部位。术者一手持玻璃罐，另一手以止血钳钳夹95%酒精棉球，以点火器点燃。注意棉球干湿适当，避免酒精滴落。将点燃的棉球伸入罐内底部后退出，迅速将罐口扣至选定部位。确认玻璃罐吸牢后松手，视患者耐受程度留罐3~5分钟。留罐期间注意观察玻璃罐吸附情况、局部皮肤颜色、分泌物或脓液排出情况。起罐时以一手固定罐体，另一手拇指按压罐口皮肤，使空气进入罐内以解除负压，即可顺利起罐。使用闪火法拔罐需谨防皮肤烫伤。

使用硅胶罐进行操作时，将清洁的乳房拔罐器用手指以垂直方向按至中间凹入，使罐内的气体排出后形成负压，吸附在乳头或目标部位，根据吸力强弱，自行调整，以患者感觉舒适、可以耐受为度（图12-1）。每次使用时长视压力情况而定，一般以3~5分钟为宜。起罐时以手指轻按罐口皮肤，使空气进入罐内，解除负压即可。

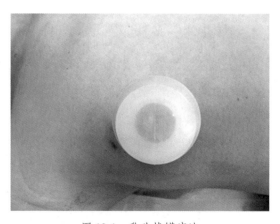

图 12-1　乳头拔罐疗法

三、林老医话

拔罐疗法适用于浅表脓腔中脓液的清除，疮脓已溃已破，因脓腐阻之不通或排出不畅，可配合拔罐疗法负压吸脓。若脓腔位置较深，或脓腐尚未液化，不宜采用拔罐疗法清除脓腐，需运用中药化腐清创术令顽腐尽去，方可腐祛肌生。若患处皮肤明显潮红，需将罐口避开潮红皮肤，以免加重皮肤损伤，或增加患者痛苦。部分患者溃疡周围皮肤菲薄，或因炎症反应、药物过敏导致乳房局部皮疹时，禁用拔罐疗法。

先天性乳头发育不良、乳头内陷、乳头一字畸形者，可自行使用硅胶罐拔出乳头，每1~2天一次，有助于改善乳头内陷并预防导管周围炎及乳晕后脓肿的发生。林毅教授还叮嘱轻度乳头内陷的患者可在拔罐后坚持用手法揪提乳头以矫治内陷，每次每侧乳头连续揪提30下，每天3次，坚持3~6个月。对预防性拔出乳头分泌物的患者，每周1~2次，起罐后需配合手法适度挤压，随着乳腺导管内分泌物的减少，可逐渐延长重复拔罐的间隔时间，每周或每2周一次，渐至停用。对于哺乳期结束离乳时间尚短的患者，避免频繁拔罐，以免过度刺激引起乳汁分泌过多，乳腺导管闭合不良。此外，乳头皲裂者不宜进行乳头拔罐。

（刘晓雁　罗　伟）

第十三章
挂 线 疗 法

一、疗法简介

挂线疗法在古代中医文献中未有明确记载,其化裁于古法挂线术与药线脱管术。挂线术是应用药制丝线、纸裹药线、医用丝线、橡皮筋线等材料,采取挂线方法以剖开瘘管的一种治疗方法,首载于明代徐春甫的《古今医统大全》。原以芜根煮线挂破肛瘘,其方法为:"用草探一孔,引线系肠,外坠铅锤,悬取速效,药线日下,肠肌随长,僻处即补,水逐线流,末穿疮孔,鹅管内消。"在长期的临床实践中,挂线疗法一直被广泛应用。药线脱管术是在药线上黏附去腐生肌的丹药,插入瘘管内,拔毒蚀管、提脓祛腐,以达到腐脱新生、管壁闭合的目的。挂线疗法集两者之优势,以药线上黏附丹药祛腐蚀管,更便于换药,引流通畅。此法最初运用于复杂性肛瘘的治疗,林毅教授将其改良后应用于乳房部瘘管的治疗中。

传统方法治疗乳腺炎乳晕部瘘管,多在瘘管口处切开引流,此法未将乳晕部通向乳头的病变导管完全切开,极易复发。若完整切除患侧乳腺导管及瘘管,虽能根治,但愈后局部会留下明显瘢痕,乳头常因瘢痕挛缩而发生歪斜畸形,影响美观。林毅教授将改良后的挂线疗法应用于临床,术后配合垫棉压迫法,使瘘管在健康肉芽状态的基础上自行粘合,以利于管腔愈合。相对于传统的手术切开引流,挂线疗法具有疗程短、治愈率高、复发率低、瘢痕小、保持乳房良好外形及保护乳房泌乳功能等优点,是一项值得推广的中医特色疗法。

二、操作方法

挂线疗法操作前,需准备好无菌带孔探针或带钩探针、黏附五五丹药粉的 4 号医用丝线 2~3 股、不锈钢刮匙、土黄连液、2% 利多卡因和一次性注射器。常用体位有仰卧位、侧卧位和半卧位 3 种。在彩超引导下，根据乳晕旁脓肿的位置，选取合适部位作为引流的切口。

常规消毒铺巾，局部麻醉，根据定位切开 5mm 的小切口（若已有溃口则无需另行切开）。以刮匙刮除瘘管内的脓腐，如管壁顽腐较厚，可予部分剪除。用普通探针探查瘘管内口，将带钩探针一端从切口（溃口）轻轻向乳头探入，使带钩的一端从乳头顶出（图 13-1）。

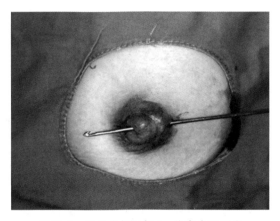

图 13-1　探针自切口探入，从中央孔顶出

在探针带钩端穿过黏附提脓药粉的 4 号医用丝线 2~3 股，将丝线从乳头乳腺导管口引入瘘管腔，从乳晕切口（溃口）牵出，贯穿瘘管（图 13-2）。拉紧丝线两端来回牵拉数次，使提脓药粉拖入瘘管内（图 13-3）。大多数情况探针引线可 1 次收功，极少数情况需 2 次获效。

将丝线两端打结，使之呈圆环状。留置在瘘管内的整条丝线，应保持松弛状态。以土黄连液湿纱敷贴，常规包扎固定。每天换药 1~2 次，每次换药时可将黏附药粉的丝线向乳头方向稍做牵拉，使药粉持续与病变导管上皮接触。待瘘管及丝线上无明显脓腐后，可徐徐退出丝线，疮面周围配合燕尾纱块压迫空腔处，再予加压绑缚，使患处空腔前后壁贴紧，直至瘘管愈合，每 1~2 天换药一次。

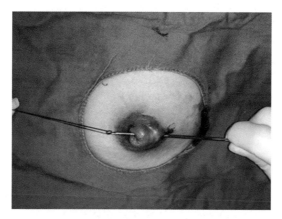

图 13-2　探针牵引丝线 1

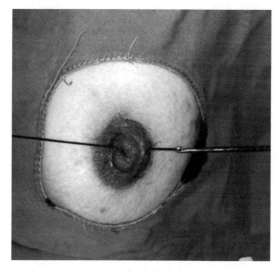

图 13-3　探针牵引丝线 2

挂线后蚀管时间为 1~2 天，脓尽后垫棉压迫绑缚时间为 3~5 天。瘘管收口后，继续垫棉加压绑缚 3~5 天，以巩固疗效，避免复发。

若无带钩探针，亦可采用粗细适中的提脓药捻进行挂线治疗。使用探针探查瘘管内口之后，将提脓药捻自外口探入，从乳头引出。将提脓药捻留置于瘘管内，注意需要在瘘管外口一侧多预留一定长度，便于每日换药时将提脓药捻向乳头方向稍做牵拉，外口预留的药捻用土黄连液湿纱包裹，以保护正常皮肤。

视频 8
挂线疗法操作

三、林老医话

本法适用于乳晕后脓肿和部分导管周围炎伴乳晕部瘘管形成者，禁用于凝血功能障碍、精神障碍或过敏体质者。

操作本法时需注意，探查瘘管必须细致、耐心，动作轻巧，忌暴力，以免形成假道，拖线进入瘘管时要轻柔，防止带钩探针损伤周围正常组织。挂线术后，蚀管时间多在 1~2 天。若挂线时间过短，则坏死组织和异物未能彻底清除而残留于管腔，影响正常肉芽组织生长，使管腔难以愈合或愈合后易复发。若挂线时间过长，则异物刺激管壁，引起管壁纤维化，亦会影响管腔愈合。合并局部红肿热痛者，需配合加味金黄散水蜜膏敷贴，每日一换，清热消肿，散结止痛。管腔收口后，以四子散药包热敷乳腺僵块处，以理气化痰、软坚散结，巩固疗效，避免复发。

（赖凤飞　别凤杰）

第十四章
四子散药包外敷术

一、疗法简介

四子散为林毅教授经验方，由苏子、莱菔子、白芥子及吴茱萸各120g组成，因所用药物均为种子而得名。林毅教授从50余年临床实践中总结出慢性乳腺炎与气郁、痰凝等关系密切，运用四子散药包温热外敷，取其辛散之气和温热作用，达到行气化痰、温经通络、散结止痛的功效。

二、操作方法

将上述药物用微波炉加热或炒热至40~42℃，装入15cm×20cm的布袋中，热熨病灶处，每次30分钟，每日2~3次。四子散药包可反复加热使用。

三、林老医话

慢性乳腺炎常因失治误治导致炎症组织机化，形成欲消不消、欲脓不脓、皮色不变、压之无痛的"僵块"。本法可用于消散僵块，促进其吸收软化，以缩短病程。林毅教授认为，这类炎性僵块，从阴阳辨证角度属于阴性肿物，其形成多因滥用寒凉之品（包括抗生素或过食生冷之品）而成。气血得温则行，得寒则凝，寒性收引，导致气血凝结为块。有形之物一旦形成，便难以在短时间内消散，部分患者在消散过程中，遇劳累、饮食不慎、外伤等诱因，常"死灰复燃"，诱使炎症于僵块处复燃。对此，运用四子散药包热敷患处，温通血脉，化痰软坚，促进僵块局部的血液循环，使炎症吸收加速，以防病情反复。

（张 旭 赖米林）

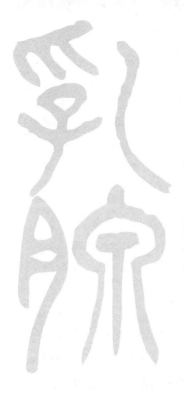

下篇　临证经验

第十五章
急性乳腺炎

第一节　疾病概要

急性乳腺炎常发生于产后 3 个月内的哺乳期妇女，是在乳汁淤积的基础上，伴或不伴细菌感染的乳腺组织炎症。本病尤以初产妇为多见，也可见于产后 1 年以上，最长可达 2 年，这可能与哺乳时间延长有关。临床上以乳房肿块和局部红、肿、热、痛，或伴有发热等全身症状，并容易发生传囊为特征。其致病菌多为金黄色葡萄球菌，其次为链球菌。乳汁淤积、排乳不畅是发病的主要原因。产后体虚、免疫功能低下、长期哺乳、母亲哺乳姿势不当、不注意卫生，容易发生本病。因此，积极预防和治疗本病是产后乳房保健的重要内容。

林毅教授认为，急性乳腺炎属中医学"乳痈"范畴。因发病情况不同而有多种名称：在哺乳期发病者，名为外吹乳痈；在妊娠期发病者，名为内吹乳痈；不分性别年龄，在非哺乳期和非妊娠期发病者，名为不乳儿乳痈。临床上以外吹乳痈最多见，约占 95%，内吹乳痈较少，不乳儿乳痈更少。本章主要介绍林毅教授治疗外吹乳痈的经验。

一、病因病机

林毅教授综合古今中医文献，提出乳痈之成与外感六淫、乳汁淤积、肝气郁结、胃热壅盛密切相关。外因为产后哺乳，乳房受压，乳头破损，风毒之邪入络；内因为乳母情志不调、忿怒郁闷，致厥阴之气不行，乳络阻塞，气血郁滞；产后乳母恣食膏粱厚味，伤及脾胃，运化失司，阳明经郁热熏蒸，湿热蕴结，亦可阻塞乳络，化热酿毒以致肉腐成脓。在病因上，林毅教授强调机体阴阳失衡是外邪致病的前提，本病的治疗关键不在抗御外邪，而在于燮理阴阳，恢复脏腑平衡。

西医学认为，急性乳腺炎的发生多由金黄色葡萄球菌或链球菌感染引起，少数由大肠杆菌引起。产后机体免疫力下降，给病原菌的侵入、生长和繁殖创造了有利条件。

1. 病原菌侵入

造成病原菌侵入的原因较多，常见的有 2 种：①细菌经伤口侵入：初产妇在妊娠后期未能经常用热毛巾擦拭清洁乳头，乳头角化层不能增厚，致使娇嫩的乳头因婴儿吸吮损伤，病原菌由此侵入，沿淋巴管蔓延至乳腺腺叶间或腺小叶间的脂肪、纤维等组织内引起急性炎症；②病原菌逆行感染：婴儿口含乳头而睡，或婴儿口腔不洁，或婴儿伴有口腔炎，也会使细菌经乳头的乳腺导管侵入，逆行至乳腺小叶内，或停留在乳汁中，继而扩散到乳腺。葡萄球菌感染一般侵入较深，趋向于化脓，脓肿形成后可穿破纤维隔，形成多房性脓肿；而链球菌感染常引起弥漫性炎症，导致严重的全身中毒症状。

2. 乳汁淤积

乳汁淤积是发生乳腺炎的重要原因。导致乳汁淤积的原因有 4 种：①乳头短小或内陷：婴儿吮乳困难，不能将乳腺导管内的乳汁吸尽；②乳腺导管阻塞：由于外伤或先天乳腺导管畸形，造成乳腺导管阻塞或乳汁排出不畅；③乳汁稠浓：初产妇不知调养，在腺管尚未通畅时过食肥甘厚腻之品，乳汁稠浓，致使乳汁排泄不畅，乳络堵塞；④乳汁过多：婴儿吸饱后乳汁仍有盈余，或因初产妇不当哺乳，未让婴儿吸尽，或哺乳姿势不当，如侧卧位、乳儿含乳而睡，致使乳汁受压积滞。淤积的乳汁是细菌生长的良好培养基，有利于病原菌生长繁殖，为乳腺炎的发生发展提供了条件。

随着病原学研究的深入，近几年发现，哺乳期乳汁中或皮肤上存在潜在致病菌的女性不一定发生乳腺炎，而乳汁中不存在潜在致病菌的女性却可能发生哺乳期乳腺炎。因此有观点认为，哺乳期乳腺炎是在母乳微生态失调的基础上，多种微生物（包含致病菌）共存，并在一定诱因下平衡被破坏，发生局限性或弥漫性感染。

二、诊断要点

急性乳腺炎的典型症状为患侧乳房肿胀、疼痛、结块，乳汁分泌不畅。初起表皮不红或微红，渐至局部红、肿、热、痛，疼痛呈持续性、搏动性。脓肿形成时常伴有高热、寒战。乳腺超声可探及形态不规则、边缘不清晰、质地不均匀的低回声区，其间正常结构消失，乳房悬韧带（Cooper 韧带）不明显。至脓肿形成（通常在起病 3~5 天），肿块触之有波动感，常见同侧腋窝淋巴结反应性增大、压痛，脓液可侵及皮肤，致皮肤溃破，亦可侵入乳腺导管，经乳头排出。哺乳期急性乳腺炎若肿块尚未形成，乳腺超声可见皮肤和皮下水肿，乳腺或间质内可见边界不清、内部血流丰富的肿块；若病灶已形成脓肿，超声可见脓腔内低无回声，内部可见漂浮物。由于钼靶 X 线检查需要对患乳施加外力压迫，可能促使炎症扩散，加重病情，因此不建议对急性乳腺炎患者进行该项检查。

林毅教授将乳腺超声检查喻为乳房的听诊器，认为急性乳腺炎即使临床诊断明确，在进行脓液引流前，也仍然需要乳腺超声检查以明确脓肿的大小、数目、深浅及位置。本病脓肿病灶可单一，亦可多发，浅者可在皮下，深者可在乳房后间隙胸大肌筋膜前，有时两个脓肿之间仅有小孔相通，形成哑铃样脓肿。如仅切开了浅在的或较大的脓肿，而忽视了深部的或较小的脓肿，则术后病情仍不能好转，必须再次手术清创，否则导致坏死组织和脓液引流不畅，有演变成慢性乳腺脓瘘、迁延性乳腺炎的可能。因此，临床对本病脓肿形成者，初诊及收口期应常规进行乳腺彩超检查，以明确病灶、精准施治。

第二节　内 外 合 治

林毅教授认为，本病防治并重，贵在早治，应内外合治，在疾病发展的不同时期施以相应的治疗法则。本病的基础治疗包括避免乳汁淤积、及时排空乳汁、防止乳头损伤以避免感染（具体方法见本章第三节）；郁滞期治疗关键是以通为用；成脓期治疗关键是彻底排脓，以达祛腐生肌之目的；溃后期治疗以益气健脾和胃、促进愈合为原则。

本病是中医优势病种，全程可采用中医治疗。急性乳腺炎治疗得当可消而散之，若处理不当或延误时机，极易形成脓肿，徒增刺烙、切开引流之苦。郁滞期治疗必须坚持以消为贵，消法能使结聚之毒邪消散于无形，即使不散，亦能使毒邪移深出浅，转重为轻。采用内治与外治相结合，同时施以揉抓排乳手法为重中之重，可迅速获效，避免成脓之苦。

一、内治

（一）郁滞期：以通为用，以消为贵

乳腺炎性疾病以通为用、以堵为逆、以塞为因、以消为贵，故而郁滞期内治法以"通"为主。通法能疏表邪以通卫气，通乳络以祛积乳，和营血以散瘀滞，行气滞以消气结，通腑实以泄胃热；同时配合揉抓排乳手法彻底疏通乳络，达到运行气血、祛瘀散结之效。

1. 郁滞早期

此期病变范围较局限，以乳汁分泌不畅或乳腺导管阻塞不通、局部肿块、乳房疼痛为特征，伴乳头皲裂或乳头刺痛，可见寒战、发热及烦躁等全身症状。

症状：乳汁分泌不畅或阻塞，乳房肿胀疼痛，肿块或有或无，皮色不红或微红，皮温不高或微热，或伴有恶寒发热、头身疼痛，舌质淡红或红，苔薄白或薄黄，脉弦。林毅教授认为此期辨证属肝郁气滞。

治法：疏肝解郁，通乳消肿。

方药：瓜蒌牛蒡汤加减。

全瓜蒌 15g，柴胡 10g，牛蒡子 15g，蒲公英 15g，桔梗 10g，郁金 15g，青皮 15g，炒王不留行子 15g，丝瓜络 15g。

每日 1 剂，水煎 2 次，日服 2 次。

方解：方中全瓜蒌、柴胡、青皮、郁金疏肝理气、消肿散结；牛蒡子、蒲公英、丝瓜络清热通络；炒王不留行子和营通乳；桔梗引药上行。

加减：乳汁壅塞淤滞明显者，加漏芦 30g、路路通 15g，以通乳络、散积乳；伴乳房结块韧硬者，加炮山甲 10g（先煎）（注：2020 版《中国药典》中穿山甲未被继续收载，临床可使用猪蹄甲代替）、生牡蛎 30g（先煎）、皂角刺 30g，以溃坚破结；气郁甚者，加陈皮 10g，以理气和中；便秘伴下腹胀者，加白术 30g、枳实 15g、莱菔子 15g，以运脾消滞、行气通便。林毅教授强调，此期务必令患者保持大便通畅以泄热，以免胃肠积热循阳明经上攻，加重乳房局部症状。

2. 郁滞化热期（酿脓期）

因失治误治，郁滞早期乳汁未能得到充分疏通，致郁久化热。一般乳汁郁滞不通伴发热 2~3 天即可导致热盛肉腐，肉腐成脓。

症状：乳房结块红肿热痛，乳汁分泌不畅，发热或伴有恶寒，头身疼痛，口干，便秘，舌质红，苔黄，脉数。林毅教授认为此期辨证属肝郁化热。

治法：疏肝清热，通络消肿。

方药：瓜蒌牛蒡汤加减。

全瓜蒌 15g，柴胡 10g，牛蒡子 15g，蒲公英 15g，桔梗 10g，青皮 15g，赤芍 15g，丝瓜络 15g，漏芦 30g，白术 30g，枳实 15g，莱菔子 15g。

每日 1 剂，水煎 2 次，日服 2 次。

方解：方中柴胡、青皮疏肝理气、消肿散结；牛蒡子、蒲公英、丝瓜络、漏芦清热通络；全瓜蒌利气散结；赤芍和营消肿；大剂量生白术配枳实、莱菔子运脾行气、润肠通便；桔梗排脓且引药上行。

加减：乳汁壅塞淤滞明显、乳房结块韧硬者，加炮山甲 10g（先煎）、生牡蛎 30g（先煎）、炒王不留行子 15g，以通乳消肿、溃坚破结；便秘明显者，白术用量增至 60g，更甚者可增至 90g，以增强运脾行气、促进肠蠕动之力，达润肠通便之功；口渴者，加天冬 30g、天花粉 15g，以养阴生津止渴。

（二）成脓期

急性乳腺炎早期未能及时治疗或失治误治，病情进一步发展，引起局部组织破坏、坏死、液化，"热盛肉腐、肉腐成脓"，大小不一的感染灶相互融合形成脓肿，脓肿可为单房或多房。

症状：乳房肿块增大，按之应指，皮肤灼热，疼痛剧烈，壮热身痛骨楚，溲赤便秘，舌质红或红绛，苔黄腻或黄糙，脉滑数或洪大。林毅教授认为此期辨证属胃热壅盛。

治法：清热解毒，托里排脓。

方药：自拟消痈溃坚汤加减。

炮山甲 10g（先煎），生牡蛎 30g（先煎），皂角刺 30g，炒王不留行子 15g，蒲公英 15g，桔梗 10g，丝瓜络 15g，漏芦 30g，郁金 15g，青皮 15g，白术 30g，枳实 15g，莱菔子 15g。

每日 1 剂，水煎 2 次，日服 2 次。

方解：炮山甲、生牡蛎、皂角刺直达病所，溃坚破结，通经透脓；郁金、青皮、漏芦、炒王不留行子、丝瓜络行气散结；蒲公英清热解毒，对金黄色葡萄球菌导致的脓肿效佳；白术、枳实、莱菔子运脾行气通便；桔梗排痈脓并引药上行。

加减：气虚者，加黄芪 30g、五指毛桃 20g，以补中益气、托毒排脓；肿块较坚硬者，加浙贝母 15g、莪术 15g，以化痰祛瘀、软坚散结；口渴者，加芦根 30g、天花粉 15g，以养阴生津；大便燥结者，加大黄 6~10g（后下）、玄明粉 10g（冲服），以通腑泄热；乳汁壅滞者，同时以炒麦芽 120g、炒山楂 60g、五味子 15g 浓煎代茶饮，频服以消滞回乳，减轻乳腺的压力，可收事半功倍之效。

此期治疗注重排脓必尽，方可腐祛肌生。临证用药注意不可妄投寒凉之品。宜在清热之中，配合通乳、疏滞、散结、祛瘀、活血之品。尤其产后妇女气血两虚，难以托毒外出者，如临床出现头晕、乏力、纳呆等正气亏虚之象，证属正虚毒盛，治疗当以补托为主，方用托里消毒散，以防毒邪旁窜、脓毒内陷，导致危候。

（三）溃后期

1. 脓肿溃后初期　参照成脓期辨治。

2. 脓肿溃后末期

症状：疮口愈合缓慢，溃后脓稠不断，乳汁从疮口溢出形成乳漏，神疲乏力，面色萎黄少华，纳差，舌质淡，苔白，脉细缓。林毅教授认为此期辨证多属气血两虚，余毒未清。

治法：健脾益气，扶正托毒。

方药：参苓白术散合托里消毒散加减。

黄芪 30g，五指毛桃 20g，白术 15g，云茯苓 15g，怀山药 15g，皂角刺 30g，蒲公英 15g，炒白扁豆 20g，砂仁 10g（后下），陈皮 10g，炒麦稻芽各 15g，桔梗 10g。

每日 1 剂，水煎 2 次，日服 2 次。

方解：黄芪、五指毛桃、怀山药、白术、云茯苓健脾益气、托里透脓；炒白扁豆健脾渗湿；蒲公英、皂角刺清热解毒、托毒排脓；砂仁、陈皮醒脾行气；炒麦稻芽升清降浊；桔梗排脓，并引药上行。

加减：溃后肿块灼热疼痛者，加炮山甲 10g、漏芦 30g、丝瓜络 15g，以溃坚通络清余热；头晕乏力者，加红枣 5 枚、鸡血藤 30g，以健脾益气养血；不思饮食者，加炒神曲 15g、炒山楂 15g、炒鸡内金 15g，以消滞开胃；便溏者，加生薏苡仁和炒薏苡仁各 15g、芡实 15g，以健脾祛湿；乳汁从疮口溢出形成乳漏者，同时以炒麦芽 120g、炒山楂 60g、五味子 15g 浓煎频服，以减少乳汁分泌。

急性乳腺炎溃后末期，余毒未清，正气亏耗，林毅教授强调此时应慎用寒凉攻伐之品，过用则反伤中阳，气血更虚，导致疮口不敛。故后期余毒渐清，无发热身痛时，法当健脾益气，生肌收口。脾胃虚弱者，予参苓白术散加减；脾虚湿困者，予参苓白术散合平胃散加减；脾虚湿浊中阻者，予参苓白术散合三仁汤加减；脾虚湿热蕴胃者，予四君子汤合茵陈蒿汤加减。

二、外治

（一）金黄散水蜜膏敷贴

加味金黄散具有清热消肿、散结止痛之效，适用于本病郁滞化热期、成脓期及脓肿溃后初期。

操作方法：详见中篇第十一章第二节。

（二）揉抓排乳术

适用于本病郁滞期。由于乳汁淤积是发病的重要诱因，在郁滞期及时疏通乳络，使郁乳排出，可避免郁久化热，热盛肉腐，使患者免除成脓之苦。

操作方法：详见中篇第十章。

（三）火针洞式烙口引流术

适用于本病成脓期。

操作方法：详见中篇第十一章第一节。

（四）粗针穿刺抽液

适用于本病郁滞期和成脓期，需要在乳腺超声引导下进行。郁滞期若见稠厚积乳囊肿者，可行粗针穿刺抽液，以减少积乳，避免成脓。成脓期表浅脓肿，亦可在乳腺超声引导下进行粗针穿刺抽脓，避免脓毒旁窜。

（五）针灸疗法

操作方法：郁滞期可针刺足三里、丰隆、行间、血海、章门（均为双侧），乳根（患侧）。用捻转泻法，得气后留针 30 分钟，每隔 10 分钟手法行针 1 分钟。每日 1 次，5 日为一个疗程。

足三里调理脾胃、通降腑气，丰隆降浊消痰散结，章门、乳根以调乳络气血；配合理气调经之血海，疏肝气、清肝火之行间，使热清、浊降、气行、络通。

（六）穴位按摩

主要用于保持大便通畅，如按揉天枢穴、支沟穴，摩腹，抬臀训练等。

第三节　预防调护

一、科学护理

哺乳期妇女调护得当，可有效预防乳腺炎的发生；在乳腺炎发生后，适当的护理方法有助于疾病的康复和母乳喂养的恢复。本病防护要点如下：

1. 哺乳期乳腺炎郁滞期或脓成未熟时，均宜揉抓排乳充分排出乳汁，或火罐拔去晕后淤乳，或吸奶器负压排乳。

2. 避免婴儿含乳而睡，建议坐式哺乳，切忌侧卧式哺乳。

3. 婴儿吸奶并不是单纯地含住乳头，而是包括乳晕，因此乳头短小不等于不能哺乳。多数乳头短小的妈妈实际上乳晕延展性好，可调整哺乳姿势，尝试用"乳房三明治"方式哺乳，即妈妈用拇指和四指以"C"形将乳晕和乳头提起，让婴儿含接更充分，减少咬乳头次数，令吸奶顺畅，实现母乳喂养，减少乳腺炎发生。

4. 发病后应以三角巾或胸罩托起患乳，脓未成时可避免因负重及上肢伸展运动造成牵痛，破溃后利于排脓通畅、防止袋脓，又有助于创口愈合。

5. 乳汁不通者，应尽早处理，定时或按需哺乳，保持排乳通畅，及时排出淤乳是预防或减轻乳腺炎的重要途径，而婴儿吸吮是最有效的排乳方法。目前缺乏关于哺乳期乳腺炎继续哺乳对足月健康婴儿造成不良影响的有力证据。母亲患哺乳期乳腺炎期间继续哺乳，对于促进康复、保持后续母乳喂养有重要意义。

6. 急性乳腺炎形成脓肿需要及时引流排脓，若继续哺乳可能加重切口漏乳等情况，增加护理难度，延长愈合时间，甚至加重病情。此时应在医生指导下权衡回乳与继续哺乳的利弊，审慎选择。有些患者经医生充分评估及适当治疗后，可以维持健侧哺乳。

7. 若在急性乳腺炎感染严重或脓肿切开引流后形成乳漏，且乳汁色黄已变质，此时乳汁中可能含有细菌或脓液，对婴儿健康不利，宜停止哺乳，须通过手法排出乳汁或用吸奶器吸尽。而炎症消退、乳汁色白无腥味时，一般不必中断哺乳，有助乳腺导管通畅，以防乳汁滞留，减轻淤乳对乳房的压力。

二、饮食调摄

减少肥甘厚腻的摄入，宜食清淡而富有营养之品，如西红柿、鲜藕、丝瓜、牛奶、瘦肉汤、鱼等；忌辛辣、刺激、荤腥油腻之品。可作为饮食治疗的药材与食物有橘子、橘核、橙子、金橘、黄瓜、冬瓜、菊花、荸荠、芹菜、茼蒿、赤小豆、绿豆、白扁豆、慈菇、豆腐、蛋类、陈皮、露蜂房、鲜马齿苋、黄芪、党参、五指毛桃、白通草、炮山甲、花生、竹丝鸡等。

三、哺乳及回乳

哺乳有利于母婴健康，只要及时揉抓疏通乳络，确保排乳通畅，即可继续哺乳。若患者乳头内陷，或乳房弥漫性多房脓肿，继续哺乳确有困难，权衡利弊，可考虑回乳。

急性乳腺炎郁滞期，手法揉抓或同时用吸奶器排出淤乳，疏通乳腺导管后即可继续哺乳。在郁滞早期至郁滞化热期，无发热恶寒、头痛等全身症状，血常规正常，脓肿尚未形成时，应让婴儿先吸吮患侧乳房，并尽量吸空后，再换健侧。急性乳腺炎成脓期，治疗宜通乳与回乳相结合。乳汁是细菌良好的培养基，暂时回乳一方面有助于缓解病情，减轻乳汁分泌对乳腺的压力，另一方面也有助于火针刺烙或切开排脓后降低乳漏发生的几率。

林毅教授临床观察发现，大部分患者服用中药可顺利回乳，而使用溴隐亭回乳常见不良反应，包括头晕、呕吐、直立性低血压，甚至昏厥，因此林毅教授不主张使用溴隐亭回乳。回乳方：炒麦芽120g、炒山楂60g、五味子15g，浓煎频服，10日即可。必要时可配合口服大剂量维生素 B$_6$（每次100mg，每日3次），可减少催乳素分泌，同时指压头临泣、足临泣等穴位减少乳汁分泌。

（司徒红林　刘　畅）

第四节　临床医案

案1　急性乳腺炎郁滞期案

章某，女，32岁。初诊日期：2018年11月22日。

【主诉】产后1个月，双乳肿痛伴发热2天。

【现病史】患者产后1个月，全母乳喂养，其间曾出现哺乳不畅，未予重视。2天前出现双乳肿痛，逐渐加重，伴发热，最高体温40℃，曾接受催乳师通乳（手法力度较大）、热敷等治疗，自觉疼痛加重，余症状无明显改善，遂来诊。症见：双乳红肿、灼热、疼痛，口干，牙痛，暂无发热，大便稍难解，纳眠可，舌红，苔薄白，脉弦数。

【既往史及家族史】既往体健，否认乳腺癌家族史。

【月经史及生育史】既往月经规律，现为产后第28天。

【专科检查】双乳红肿，触痛明显，肤温升高，局部无波动感，右乳头9点乳孔及左乳头7点乳孔乳汁排出欠通畅。

【辅助检查】血常规：WBC 10.09×10^9/L，NEUT% 89%。乳腺彩超：哺乳期乳腺，右乳郁滞期乳腺炎，积乳小囊肿；左乳考虑积乳团，BI-RADS 3类；右腋下淋巴结反应性增大。

【诊断】

1. 西医诊断：急性乳腺炎。

2. 中医诊断：乳痈（郁滞化热期）。

中医证型：肝郁胃热。

【治疗】

1. 内治

治法：疏肝清热，通络消肿。

处方一：瓜蒌牛蒡汤加减。

全瓜蒌15g，柴胡10g，牛蒡子15g，蒲公英15g，漏芦30g，郁金15g，青皮15g，炒王不留行子15g，丝瓜络15g，穿山甲10g（先煎），生牡蛎30g（先煎）。

共1剂，每日1剂，水煎2次，日服2次。

处方二：

蒲公英30g，金银花30g。

共1剂，水煎漱口，三餐前后及睡前使用。

2. 外治

双乳行揉抓排乳术，排出大量乳汁，双乳肿胀明显缓解，无明显疼痛。以加味金黄散水蜜膏外敷双乳局部。

嘱患者充分授乳，及时排空乳汁，饮食宜清淡而富有营养之品，忌辛辣、煎炸油腻之品，保持心情舒畅，注意休息，预防外感。

二诊：2018年11月23日。

患者双乳肿痛基本缓解，牙痛减轻，无发热，大便如常，舌暗红，苔薄白，脉弦。查体见双乳潮红肿胀较前减轻，局部无波动感，双乳乳汁分泌通畅。

1. 内治

处方一、处方二：守前方，共7剂。

处方三：

炒山楂60g，五味子15g，炒麦芽120g。

共7剂，每日1剂，水煎代茶饮，不拘时服。

2. 外治

双乳行揉抓排乳术，排出中量乳汁。

嘱患者注意调护，方法同前。

1周后随访，患者未再发热，无特殊不适，可继续母乳喂养。

【按语】

乳房为肝胃所主，若由于各种原因诱发胃火上炎，尤易导致乳痛。本案患者出现口干、牙痛等症，属肝郁胃热。林毅教授认为，乳腺炎性疾病经历"郁久化热—热盛肉腐—肉腐成脓"的病机演变过程。本案患者以乳房红肿热痛为主要表现，曾有高热，就诊时查体未见明确脓肿形成征象，彩超未见脓肿形成，当属急性乳腺炎郁滞期。

林毅教授认为，急性乳腺炎郁滞期当以通为治。外治法应用揉抓排乳术疏通乳络，排出淤滞乳汁，属釜底抽薪之法，避免成脓之苦。内治则通消并举，采用穿山甲、炒王不留行子、丝瓜络、漏芦通络消痛，郁金、蒲公英清热消痛。此外，患者出现口干、牙痛，亦属胃热炽盛征象，以对症治疗为主，选用蒲公英、金银花水煎漱口，具有清热解毒的功效。服药后随即见效。

正确操作揉抓排乳术也是本案病情缓解的重要原因。患者起病时因催乳师通乳手法力度较大，反加重乳房局部水肿，不利于乳汁的排出和疾病康复。林毅教授之揉抓排乳术手法轻巧，且先通乳晕附近淤滞之乳，后进行排乳，令郁乳得去，作用直接，故效果显著。本法能通郁闭之气，消瘀结之肿，达到理气散结、疏通乳络、运行气血、泻热消肿的目的，而且操作简便易行，可指导患者自行排乳，并且不影响日后哺乳，是治疗急性乳腺炎郁滞期行之有效的首选外治特色方法。

二诊见乳汁分泌通畅，为避免疾病未愈时乳汁大量分泌，增加感染风险，故采用林毅教授经验回乳方予回乳，并守方治疗。考虑到乳汁淤积为本病的重要病因，在患乳红肿疼痛明显时，过多的乳汁分泌不利于乳房局部减低张力，故对于乳汁分泌较多的患者，林毅教授常以回乳方代茶饮，避免服用溴隐亭回乳带来的副作用，又能达到暂时减少乳汁分泌的作用，亦不影响治愈后继续哺乳的功能。

（文灼彬　刘　畅）

案 2　急性乳腺炎成脓期案

郭某，女，32 岁。初诊日期：2019 年 3 月 16 日。

【主诉】产后 4 个月余，左乳肿痛 1 周。

【现病史】患者 4 个月余前顺产，产后维持母乳喂养。10 天前出现左乳排乳不畅，未予重视。1 周前出现左乳红肿热痛，拒按，曾在当地诊所接受乳房挤压按摩不效，症状持续加重，反复发热，体温高达 40.5℃。后至当地医院诊治，诊断为急性化脓性乳腺炎，予以抗生素治疗 2 天，体温稍降，但左乳仍持续红肿灼痛。症见：左乳胀痛明显，无发热，纳眠差，二便调，舌紫红，苔黄腻。

【既往史及家族史】既往体健，否认乳腺癌家族史。

【月经史及生育史】既往月经规律，产后月经未至。

【专科检查】左乳中央区红肿，触痛明显，拒按，波动应指感，肤温较高。

【辅助检查】血常规：WBC 20.28×10^9/L，NEUT% 87%。乳腺彩超：左乳明显增大，全乳呈混合回声，最大深度约 52mm，可见液性流动，CDFI 显示周边可见丰富血流信号；左腋下淋巴结反应性增大（图 15-1~图 15-3）。

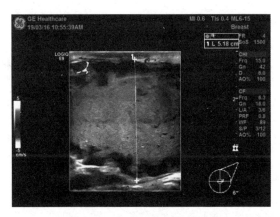

图 15-1　案 2 初诊乳腺彩超 1

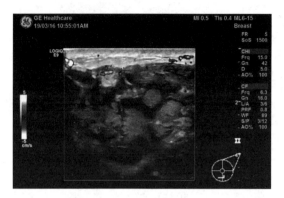

图 15-2　案 2 初诊乳腺彩超 2

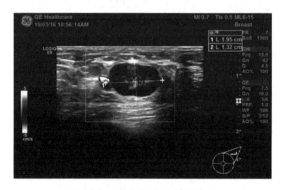

图 15-3　案 2 初诊乳腺彩超 3

【诊断】

1. 西医诊断：急性乳腺炎。

2. 中医诊断：乳痈（成脓期）。

中医证型：胃热壅盛。

【治疗】

1. 内治

治法：清热解毒，托里排脓。

处方一：自拟消痈溃坚汤加减。

炮山甲 10g（先煎），生牡蛎 30g（先煎），皂角刺 30g，炒王不留行子 15g，蒲公英 15g，桔梗 10g，丝瓜络 15g，漏芦 30g，郁金 15g，青皮 15g，红曲 6g，枳壳 15g。

共 2 剂，每日 1 剂，水煎 2 次，日服 2 次。

处方二：

炒山楂 60g，五味子 15g，炒麦芽 120g。

共 2 剂，浓煎代茶饮，以回乳。

2. 外治

先予左乳轻轻揉按，疏通乳络，排出淤乳。再予火针洞式烙口引流术：患者取仰卧位，常规消毒铺巾，选左乳 4 点位距乳头 4cm 脓肿低垂位为进针点，局部浸润麻醉后，加热电火针至红亮后迅速由进针点刺入，使针尖进入脓腔约 1cm，迅速出针。出针后见大量浓稠液体流出，充分引流后排出脓血性液约 550ml。刮匙探查，烙口 12 点位、10 点位、9 点位可探及脓腔，深度 10~12cm，搔刮清除坏死组织约 30ml。自烙口向各脓腔插入提脓药捻，分别深约 10cm、11cm、12cm，药捻末端露出皮肤约 1cm。清洁烙口及皮肤，以土黄连液湿纱隔开提脓药捻外露部分与皮肤，外敷土黄连液湿纱及加味金黄散水蜜膏，包扎固定。每日换药 1 次。

嘱患者每 3~4 小时排乳一次。

二诊：2019 年 3 月 18 日。

患者左乳全乳肿胀缓解，皮肤潮红减轻。于昨日换药，引出脓血性物约 150ml。复查血常规：WBC 15.48×10^9/L，NEUT% 81.8%。

1. 内治

守前方，继服 7 剂。

2. 外治

行提脓祛腐综合疗法。患者取仰卧位，取出提脓药捻，排出脓血性液约 200ml。棉捻蘸取土黄连液旋捻脓腔，清除脓腔内坏死组织。自引流口向 12 点位、10 点位脓腔置入土黄连液纱条 7 条。向 9 点位脓腔置入提脓药捻，深度约 11cm。以土黄连液湿纱外敷，左乳覆以加味金黄散水蜜膏敷贴，外以弹力绷带包扎固定。

三诊：2019 年 3 月 25 日。

患者左乳无不适，无红肿热痛，乳汁较前明显通畅。无发热，眠可，二便调，舌淡红，苔白，脉细缓。

辅助检查：血常规未见异常。乳腺彩超：左乳未见明显脓腔
（图 15-4）。

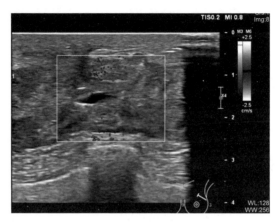

图 15-4　案 2 三诊乳腺彩超

1. 内治

守前方。

2. 外治

左乳脓腔无明显脓腐，疮口肉芽红活，予蝶形胶布牵拉收口，纱
块、棉垫叠瓦状加压包扎。每 3 日换药一次。

嘱患者定时排空乳汁。

5 天后脓腔及引流口愈合，左乳无不适，外形完好，无明显瘢痕，
停服中药处方二即可继续哺乳。

10 天后随访，患者无复发，可全母乳喂养。

【按语】

本案患者属于哺乳期乳腺炎成脓期，因产后乳汁淤积，乳络阻塞，
气血瘀滞，热盛肉腐，致乳房肿痛，正邪交争，出现发热。外院予以抗
感染治疗未见改善，体温最高达 40.5℃，白细胞计数 20.28×10^9/L。林
毅教授认为，乳痈郁滞期虽有"炎症"表现，但并非感染所致，多是由
于乳汁淤积，乳络阻塞，郁久化热，热盛肉腐，肉腐成脓，此时不宜使

用抗生素，一是因为抗生素不能解决乳络阻塞的病因，二是因为抗生素为寒凉之品，寒性收引冰遏，致气血凝滞、组织机化，进入欲消不消、欲脓不脓的状态。且哺乳期乳腺炎具有发病急、传变快、极易成脓破溃的特点，据此，林毅教授应用火针洞式烙口引流术治疗乳腺脓肿，以针代刀，排脓以起"开户逐寇"之效，继以提脓药捻引流，外以土黄连液湿纱敷贴，促进腐祛肌生。内治以消为贵，以通为用，选方自拟消痈溃坚汤。方中炮山甲、皂角刺直达病所，溃坚破结，通经透脓；郁金、漏芦、炒王不留行子、丝瓜络行气散结；蒲公英清热解毒，善消痈排脓；枳壳、红曲运脾行气通便；桔梗排脓并引药上行。同时以炒麦芽、炒山楂、五味子浓煎频服以消滞回乳，减少乳汁分泌对乳腺的压力。

患者脓肿已成，急需引流。与传统切开引流和穿刺置管引流相比，火针洞式烙口引流术烙口虽小，但因烙口内壁和外口均产生焦痂，形成光滑的管状通道，故能满足引流需求。患者脓腔较大，在洞式烙口后，林毅教授使用提脓药捻引流，以保障脓液顺利流出；并于脓腐清除干净后以土黄连液纱条填塞空腔，减少渗出的同时可避免袋脓形成，因此能顺利收口，保证了康复后患乳外形满意。内外合治，患者体温、血常规恢复正常，左乳肿消痛减，15日后脓尽收口。随访患者左乳急性乳腺炎痊愈，乳房未见变形，无明显瘢痕，可继续哺乳。该疗法出血少、痛苦小、瘢痕小、疗程短，患者易于接受，效果优于传统切开引流术。

（井含光　朱华宇）

案3　急性乳腺炎成脓期案

岑某，女，26岁。初诊日期：2012年10月10日。

【**主诉**】左乳肿块1个月余，伴发热疼痛3周。

【**现病史**】患者产后44天，哺乳期乳汁分泌不畅，9月17日出现左乳红肿热痛，伴发热（体温39.0℃），外院予抗生素及局部穿刺抽脓，症状未见好转，遂至林毅教授门诊就诊。症见：左乳红肿热痛，发热（体温39.5℃），口干口苦，疲倦，纳眠差，大便干结，小便调，舌红，苔黄微腻，脉滑数。

【既往史及家族史】既往体健，否认乳腺癌家族史。

【月经史及生育史】既往月经规律，现为产后 44 天。

【专科检查】左乳头内陷，左乳胀满，左乳上方、外上皮肤红肿掀热，触痛明显，拒按，按之应指，左乳乳汁欠通畅。右乳乳汁通畅，量多。

【辅助检查】血常规：WBC 12.67×10^9/L，NEUT# 7.87×10^9/L。乳腺彩超：左乳全乳所见考虑乳腺脓肿形成。

【诊断】

1. 西医诊断：急性乳腺炎。

2. 中医诊断：乳痈（成脓期）。

中医证型：胃热壅盛。

【治疗】

1. 内治

治法：清热解毒，托里排脓。

方药：自拟消痈溃坚汤加减。

炮山甲 10g（先煎），生牡蛎 30g（先煎），皂角刺 30g，炒王不留行子 15g，蒲公英 15g，桔梗 10g，丝瓜络 15g，漏芦 30g，郁金 10g，青皮 15g，白术 30g，枳实 15g，莱菔子 15g。

共 1 剂，每日 1 剂，水煎 2 次，日服 2 次。

2. 外治

以火针洞式烙口引流术为主。患者取仰卧位，常规消毒局麻，选左乳外侧能兼顾多个脓腔引流的低垂位为穿刺点，手持火针针柄，待火针针头部发热发红后，从外侧向乳房上方进针，直刺脓肿中部，针尖进入脓腔 1cm，迅速出针，烙道长约 14cm。引出黄白色稠脓共约 200ml。术后用刮匙搔刮、干湿棉捻交替捻腐，以彻底排净脓腐。向左乳上方、外上、内下、外下脓腔插入提脓药捻（共 6 条，每条插入深度 2~3cm）引流，以土黄连液湿纱隔开提脓药捻外露部分与皮肤，加味金黄散水蜜膏敷贴左侧全乳，以弹力绷带 "8" 字形交叉包扎固定。

二诊：2012 年 10 月 11 日。

患者左乳肿胀疼痛明显减轻，夜眠改善，仍有纳差、疲倦，舌淡红，苔白微腻，脉细。体温、血常规正常。

专科检查：左乳红肿较前消退，左乳外侧烙口提脓药捻脓稠抱袋（煨脓长肉时机）。

1. 内治

守前方继服 2 剂，每日 1 剂，水煎 2 次，日服 2 次。

2. 外治

继续以中药化腐清创术，予提脓药捻引流，每日换药 1 次。

患者乳汁分泌较多，另予回乳方（炒麦芽 120g，炒山楂 60g，五味子 15g）水煎代茶饮。

三诊：2012 年 10 月 13 日。

患者左乳局部无红肿热痛，仍有纳差、眠差、疲倦，舌淡红，苔白微腻，脉细。体温、血常规正常。

专科检查：左乳疮面肉芽红活，周围皮肤色淡红，肤温不高。

1. 内治

辨证：气血两虚，余毒未清。

治法：健脾益气，扶正托毒。

方药：参苓白术散合托里消毒散加减。

黄芪 30g，五指毛桃 20g，白术 15g，云茯苓 15g，怀山药 15g，皂角刺 30g，蒲公英 15g，炒白扁豆 20g，砂仁 10g（后下），陈皮 10g，炒麦稻芽各 15g，桔梗 10g。

共 7 剂，每日 1 剂，水煎 2 次，日服 2 次。

2. 外治

左乳换药时以刮匙搔刮、干湿棉捻交替捻除脓腐后，棉捻上见新鲜血液，以土黄连液湿纱敷贴外口，纱块、棉垫叠瓦状从四周向中心逐步加压绷缚，每 3 天换药一次。

术后第 9 天，脓腔闭合、烙口愈合。术后第 17 天，乳房未见明显瘢痕。愈后 1 周复诊，左乳无肿痛，乳汁分泌通畅，脓腔无假性愈合。

【按语】

本案患者诊断为急性乳腺炎，因使用抗生素导致寒凝经脉，邪气郁闭，热不得散，郁久化热，热盛肉腐，肉腐成脓。就诊时已发展至成脓期，肿块消退无望，需以祛腐提脓为要，故采用"燮理阴阳，立法衡通"综合疗法，以火针洞式烙口引流术引流，配合外用提脓药捻和内服消痈溃坚汤加减。应用本法需注意辨脓：辨脓之有无，辨脓之部位范围，辨脓之引流是否通畅，还需注意术后收口时机。林毅教授将此概括为"有脓即当针，宜熟不宜生，脓口宜顺下，排脓见血停，脓去见血收"。此案经火针洞式烙口引流配合中药内服治疗后，第 2 天体温和血常规恢复正常，术后第 3 天脓尽，疮口内见红活肉芽组织，此时应准确及时把握收口时机。由于患者脓腔较大，需采用纱块和棉垫叠瓦状由四周向中心加压绷缚，使新生肉芽组织从基底部生长。经过上述治疗，患者痊愈后乳房未见明显瘢痕，外形完好，哺乳功能未受影响，临床疗效显著。

（刘 畅 司徒红林）

参考文献：

［1］顾岳山，叶京明.哺乳期乳腺炎诊治专家建议[J].中国临床医生杂志,2019,47(11):1276-1281.

［2］Lee IW, Kang L, Hsu HP, et al. Puerperal mastitis requiring hospitalization during a nine-year period [J]. Am J Obstet Gynecol, 2010, 203: 332. e1-e6.

［3］Jiménez E, de Andrés J. Metagenomic analysis of milk of healthy and mastitis-suffering women [J]. J Hum Lact August, 2015, 31 (3): 406-415.

［4］Kvist LJ, Rydhstroem H. Factors related to breast abscess after delivery: a population-based study [J]. BJOG, 2005, 112 (8): 1070-1074.

第十六章
慢性乳腺炎

第一节 疾病概要

常见的慢性乳腺炎包括肉芽肿性乳腺炎、浆细胞性乳腺炎和 Zuska 病。三者虽病因不同，但在急性发作时均经历"热盛肉腐，肉腐成脓"的过程，在慢性病程中又以痰浊阻滞为共同病机，其"病因不同，病名不同，病机相同，治法可参"。

一、肉芽肿性小叶性乳腺炎

肉芽肿性小叶性乳腺炎（granulomatous lobular mastitis，GLM）是一种以非干酪样坏死性肉芽肿且局限于乳腺小叶为特征的乳腺肉芽肿性炎症病变，又称特发性肉芽肿性乳腺炎、乳腺肉芽肿、乳腺瘤样肉芽肿等，由 Kessler 等在 1972 年最先报道。本病常发生于育龄期女性，绝大多数是已婚经产妇女，多发生在产后数月或数年，少数可见于妊娠期或哺乳期，临床以乳房结块红肿、此起彼伏，反复皮肤溃破及脓肿、窦道为特点。随着疾病谱的变化，本病的发病率近年呈明显上升趋势。然而非专科及基层医疗机构从业者对本病的认识尚待完善，以致乳腺专科门诊常见误诊误治、治疗不及时的转诊患者。本病病情复杂，缠绵难愈，极易反复发作，是西医学当前治疗的难点。

西医学对肉芽肿性小叶性乳腺炎的病因尚无统一认识，多认为是服用雌激素、乳汁刺激、感染因素、外伤碰撞、化学刺激后引起的慢性肉芽肿反应。流行病学调查显示，社会经济地位、吸烟、近 5 年足月妊娠史、服用避孕药、非交替母乳喂养、催乳素升高、精神疾病及自身免疫功能低下等是本病的危险因素。肉芽肿性小叶性乳腺炎多以乳房肿块为首发症状，影像学检查无特异性，也缺乏其他特异性临床征象，常误诊为乳腺癌等。本病后期易破溃，形成窦道，呈地道式蔓延，似烂苹果样坏死，被视为乳腺炎性疾病之"顽疾"。本病目前尚无公认的有效治疗方法，主要的治疗方法有手术治疗和保守治疗两种。单纯肉芽肿性乳腺炎抗生素治疗无效，保守治疗主要使用糖皮质激素和／或氨甲蝶呤等免疫抑制剂治疗。虽然运用糖皮质激素可在短期内暂时控制症状，但因其毒副作用及较长的治疗周期（4~12 个月）使患者难以坚持。治疗过程中脓肿、窦道反复形成，最终仍需接受手术治疗。手术治疗要切除慢性炎性肿块、病变皮肤和病变导管系统，连带部分正常乳腺组织一并切除。然而局部切除及局部扩大切除难以完全控制疾病的发展，往往需要多次手术治疗，甚至全乳切除，给患者带来了极大的痛苦。乳房外形毁损、功能破坏，甚至乳房的缺失，亦给患者留下了终身遗憾。因此，发挥中医药的特色与优势，更好地提高疗效、缩短疗程、改善生活质量及预后、保留乳房外形及功能，成为攻坚克难的重要途径与环节。

（一）病因病机

中医学古籍及现代专著对本病罕有明确记载，明代周文采《外科集验方·乳痈论》载："夫乳痈者，内攻毒瓦斯，外感风邪，灌于血脉之间，发在乳房之内，渐成肿硬，血凝气滞或乳汁宿留，久而不散结成痈疽。"根据发病初期以结节或肿块为主，中期肉腐成脓，后期破溃流脓渐成瘘管或窦道的临床特点，可将本病归属于乳痈、乳漏范畴。

林毅教授总结多年临床经验指出，此病与人体免疫功能低下密切相关，涉及肝、脾、肾三脏，脾胃运化功能失调为重中之重，是 GLM 等慢性乳腺炎性疾病发生、发展的病机基础。本病内外诱因众多，可因情志不遂、气机失和，或因外力撞击、乳络受阻，或因饮食不节（如进食大量海鲜）、脾胃壅滞。上述诱因均通过影响脾胃运化，引起痰浊内生，阻滞乳络，令"营气不从，逆于肉理，乃生痈脓"。有学者认为，GLM 的组织病理学改变与肉芽肿性甲状腺炎等自身免疫病相似，因此推测

GLM 也是一种自身免疫病。部分 GLM 患者合并其他自身免疫病表现，如结节性红斑和关节炎等。免疫组化研究也发现，GLM 患者病灶内有大量免疫球蛋白 4 阳性的浆细胞及 T 淋巴细胞浸润。而激素作为常用的免疫抑制剂，被认为对本病有治疗效果并广泛用于临床。因此，虽然本病的具体诱发机制尚无统一认识，但多认同其发病与免疫功能异常密切相关。

此外，泌乳素升高也被认为与 GLM 发生关系密切，曾有研究使用抗催乳素成功治愈 4 例 GLM 患者。其可能的机制为高水平的泌乳素引起乳汁分泌至腺泡，但因缺乏催产素，致使乳汁不能从乳腺小叶排入乳腺导管，从而引起乳汁在小叶内淤积，使脂质类物质分解的产物在小叶发生超敏反应和免疫反应，形成小叶肉芽肿炎症。

肉芽肿性乳腺炎病因多样、病机复杂，发病初期患乳呈肿块型，急性期具有发病急、传变快、极易成脓破溃的特点。此类患者就诊时多已经过手术切开排脓等治疗，切口反复不愈，脓肿多发，多条窦道错综复杂，急、慢性炎性肿块多型并存，形似"烂苹果"。本着"祛腐生肌"原则，林毅教授采用"提脓祛腐"为核心的多种中医特色疗法治疗本病，她强调总以外治为主，内治为辅。该疗法突破了西医学所采用的激素治疗加手术切除的方法，使众多乳腺炎性疾病患者免除了乳房切除手术的痛苦，达到"更小创伤，更少毒副作用，更美外形，更好功能及更低复发率"的治疗目标，更新了医学界对本病的治疗理念。

（二）诊断要点

本病初起多以局部肿块为主要表现，无痛或轻微疼痛，表面皮肤不红或微红，肿块质硬，边界不清，可相互粘连，亦可与皮肤粘连，并可伴有腋窝淋巴结肿大，较少出现恶寒发热等全身症状。但发病迅速，可在短时间内迅速蔓延，范围可达多个象限，甚至波及全乳，并出现皮肤肿胀、红热疼痛，可伴有肢体结节性红斑、发热、咳嗽、皮疹等全身症状。脓成溃后，则以多发脓肿、多条窦道错综复杂为主要表现形式。若失治误治或未能得到及时有效的治疗，则易旁窜蔓延、反复溃脓、迁延不愈，甚至可出现既有结块红肿未溃、又有脓溃未尽、也有脓去未愈侵及皮肤而皮肤溃破的复杂病症。由于本病起病迅速，病情变化快，病程缠绵难愈，被喻为"不死的癌症"。

超声检查既是本病最重要的辅助检查方法，也能提供疗效评价的重要参考信息。本病超声二维声像图变化多样，其表现包括乳腺实质性肿块，组织结构紊乱，软组织水肿、积液，皮肤增厚及腋窝淋巴结肿大。病灶回声为混合性回声，主要成分为形态不规则的低回声，边界不清，伴或不伴窦道，病灶后方伴有回声增强或声影。彩色多普勒超声下肿块内部及周边软组织血流信号，有助于本病的鉴别诊断。有研究回顾性分析了经病理证实的 37 例肉芽肿性乳腺炎与 50 例导管内癌的超声报告，通过计算受试者工作特征曲线（ROC 曲线）后发现，患者年龄 >38.5 岁、肿块血流峰值流速（PSV）>13.2cm/s 及血流阻力指数（RI）>0.655，肿块为浸润性导管癌的可能性大，而两者的肿块病灶形状等则无统计学意义。

以往的研究将本病声像图分为四种类型：①结节（或）肿块型：表现为远离乳晕区腺体内不均质低回声团，内部可见液性无回声区，周边可见高回声环，肿块边缘多呈分叶和成角状；②管样型：表现为不均质低回声内向组织间隙伸展的更低回声的不规则管道状、条索状结构，可互相贯通；③片状回声型：表现为腺体内形态不规则的片状低回声或混合回声，部分见液性无回声区，后方回声增强，多局限在一个象限内，部分周边可见毛刺、成角；④弥漫型：表现为腺体弥漫性回声紊乱、减低，周围脂肪层回声增强，常跨越 2 个及以上象限，象限之间可由窦道或瘘管相通。

本病需重点与乳腺癌鉴别。超声声像图上，乳腺癌典型表现为形态不规则、前后径与长径之比大于 1 的不均匀实性低回声，边缘成角、小分叶；而肉芽肿性乳腺炎低回声团边缘多粗钝，表现为大分叶状突起，突起可与周围正常小叶相延续。低回声团块周围厚薄不均的强回声带（即恶性晕环）为乳腺癌声像图特征性表现；而低回声团块内出现小囊状、管状无回声区为肉芽肿性乳腺炎的特征性声像图表现。乳腺癌腋窝淋巴结转移时表现为淋巴结形态饱满，长短轴之比小于 2，淋巴门消失；GLM 腋窝淋巴结反应性增生肿大时表现为淋巴结类椭圆形，长短轴之比常大于 2，呈"肾形"。CDFI 中乳腺癌和 GLM 均可见较丰富的不规则血流信号，乳腺癌特征性血管分布为穿入血管及其分支、直接血管分支及中央粗大血管；GLM 血管多分布于肿块边缘或局部，中心稀少。

本病在乳腺钼靶摄片上呈现肿块和非对称性致密影，与乳腺癌十分相似，加之乳房局部肿痛不便受压，故乳腺钼靶在本病诊断上的价值有限。磁共振成像在诊断 GLM 方面敏感性较高，也是区分乳腺癌和 GLM 的有效方法。然而 GLM 的长病程及易复发等特征限制了 MRI 的使用。

二、浆细胞性乳腺炎

浆细胞性乳腺炎（plasma cell mastitis）是一种以乳晕处集合管明显扩张，管周纤维化和多量炎性细胞特别是浆细胞浸润为病变基础的慢性乳腺炎性疾病。本病临床表现包括乳头溢液、肿块、脓肿、瘘管和乳房疼痛，多有先天性乳头内陷而见乳头回缩、乳晕及乳晕后导管聚集性增粗。在乳房良性疾病中，本病的发病率为 4%~5%。早在 1877 年，乳腺导管扩张伴有黏液的症状就被外科医生 John Birkett 记载于乳腺疾病著作中。20 世纪 20 年代，纽约纪念医院的病理医生 James Ewing 首先提出管周性乳腺炎，之后发现该病的病变区域有大量浆细胞浸润，并提出"浆细胞性乳腺炎"这一概念。由于管壁纤维化，导管短缩，牵拉乳头造成乳头内陷，临床表现很像乳腺癌，当时此类乳房炎性包块常被误认为乳腺癌而行乳房切除术。此后，人们发现乳晕周围感染性疾病的病理改变存在多样性，常见的变化是导管周围乳腺炎（periductal mastitis，PDM）、导管扩张（duct ectasia，DE）、管周纤维化（periductal fibrosis）等，若继发细菌感染可出现细菌性乳腺炎。1951 年，Haagensen 建议对本病使用"乳腺导管扩张症"这一术语，认为浆细胞性乳腺炎仅是其中的一个阶段，而导管扩张是本病主要的异常所在，进而导致分泌物淤积和乳头溢液，内容物溢出导管引起化学性 PDM。因此在部分书籍中，本病也被称为"乳腺导管扩张症"或"导管周围乳腺炎"。事实上，无论是导管扩张还是浆细胞浸润，均为非特异性病理变化，可见于多种慢性乳腺炎性疾病，如迁延性哺乳期乳腺炎、肉芽肿性乳腺炎、Zuska 病等。有学者认为，上述两种病理变化是同一疾病的不同阶段。

近期有研究发现，乳腺导管扩张症与导管周围乳腺炎具有不同的发病机制，可以视为两个不同的实体病变。研究者应用透射电子显微镜研究了导管扩张症与导管周围乳腺炎的超微结构变化，发现在导管扩张症中可见局灶性上皮细胞微绒毛丧失，上皮连接处的 T 形连接断裂并扩大，导管周围无炎症性改变，但具有上皮 - 间质转化（EMT）的特点；而导管周围乳腺炎的特征是完整的上皮连接、增生性上皮改变和导管周围炎症。

西医学对浆细胞性乳腺炎的发病机制尚不明确，认为手术切除是疾病唯一有效的治疗方法。手术时机的选择在炎症控制局限后，术前、术后配合使用抗生素预防感染。但由于病灶边界不清，手术治疗强调尽量彻底切除病变组织，包括炎性肿块、病变皮肤和病变导管系统，并要连带部分周围正常乳腺组织一并切除，以免切除不够彻底而复发，这导致乳腺切除范围较大，乳腺外形毁损较大，患者多难以接受。即便如此，也可能会遗漏术前及术中检查均无法发现的微小病灶，存在复发风险，且易出现伤口迁延不愈合。因此，林毅教授并不主张手术切除治疗，而是采用中医综合外治法，创伤小、瘢痕小，乳房外形无明显变化，且复发率低，患者易于接受。

浆细胞性乳腺炎为非细菌性炎症，除非存在明确的合并感染因素，否则不应使用抗生素治疗。林毅教授从临床实践中观察到，使用抗生素的患者病变局部易形成"僵块"，欲消不消、欲脓不脓，往往治疗更困难。这可能与抗生素影响患者免疫功能有关。

（一）病因病机

本病非细菌感染所致，而是导管内的脂质物堆积、外溢或导管破裂，引起导管周围的化学性刺激和免疫反应，导致大量浆细胞浸润。西医学认为浆细胞性乳腺炎发病机制目前尚不清楚，其发生可能与先天性乳头内陷、畸形或发育不良有关，乳头常有粉刺样分泌物排出，其内容物为脂性物质，管腔充满米黄色、灰褐色、深绿色的液体或脂质状物质，浸蚀导管壁造成外溢，引起化学性炎症，导致脂肪坏死，大量淋巴细胞、浆细胞浸润，在乳晕下及周围形成小的炎性包块，随着炎症逐渐加重，范围扩大可累及整个乳腺区段。

本病中医病机复杂，患者多有先天性乳头内陷畸形或发育不良，复因情志不舒，肝郁气滞，疏泄失常，致乳头溢液；或因气郁化火，火毒炽盛，迫血妄行，致乳头血性溢液；或因营血不从，痰浊淤阻，导致气血瘀滞，凝聚成块。发病初期呈肿块型，如失治误治，郁久化热，致乳房肿块红肿疼痛，蒸酿肉腐而成脓肿；脓肿破溃或引流后，又因痰浊滞而不化，易于反复发作，迁延不愈。林毅教授认为，乳头内陷、乳络不畅、脂质淤积是发病的基本条件；木郁土壅、肝郁胃热、痰凝血瘀为本病的重要病机。古代中医文献中未见本病的记载，相关症状描述可参见"乳痈"。《外科理例》："夫乳者，有囊橐，有脓不针，则遍患诸囊矣。"本病治疗不当，局部病变可波及全乳，导致传囊乳痈。因此，及时、恰当地选用中医综合疗法内外合治，外治为宗、多法并用，可避免脓液波及其他乳络导致传囊之变等弊端。

（二）诊断要点

本病多在非哺乳期或非妊娠期发病，常有先天性乳头内陷或溢液。溢液的颜色可为黄色或棕绿色，溢液的性质可以是水样、浆液性或乳酪状，较少为血性。初起肿块多位于乳晕后方，形态不规则，边界欠清，表面不光滑，疼痛不明显，常需与乳腺癌相鉴别。随后病变可向一个或多个象限蔓延，急性期可出现局部肿块皮肤潮红，伴有轻、中度疼痛；部分患者可伴见患侧腋窝淋巴结肿大。化脓破溃后脓中夹有脂质样物质，破溃后易形成瘘管，可以继发细菌感染，迁延不愈。溃口常出现在乳晕周围，或可形成乳晕部瘘管，以致疮口反复破溃、渐成瘢痕，破坏乳房的外形、功能。严重者可累及整个乳腺区段，易反复发作。临床常见溢液期、肿块期、脓肿期、瘘管期四期并存的复杂难治性浆细胞性乳腺炎，被喻为"烂苹果""地道战"。全身症状不明显，或可见低热、疲倦、头晕头痛等。

超声检查是浆细胞性乳腺炎最常用的影像学检查方法。超声分型包含 3 类：①肿块型：表现为形态不规则的局限性团块，可呈哑铃状、梭形等，易向皮下蔓延，病灶穿过脂肪间隙向表面凸出，无毛刺浸润表现。此型血流信号多位于病灶周边，阻力指数 1，病灶内见粗大血流信号，分布紊乱，多为高阻型。此型与乳腺癌的鉴别点之一是超声探头向病灶加压时，病灶内可见点状细弱回声发生漂移。②弥漫型：主要表现为导管周围软组织坏死、液化，呈弥漫性回声减低，与周围组织分界不清。此型需与部分乳腺结构不良相鉴别。后者也会出现明显乳房疼痛，但超声表现为腺体层内斑片状回声增强或减低区，无液化，脂肪层无明显变化，且乳腺结构不良进展缓慢，长期随访肿块变化不明显，血流信号稀疏，同侧腋窝淋巴结不增大；而弥漫型浆细胞性乳腺炎一般有红、肿、痛等乳房急性炎症表现。③管道型：表现为导管不同程度扩张（内径 >3mm），管壁回声增强，管腔内透声差，内可见弱光点流动，多位于乳头或乳晕深面；周围可见点状血流信号，Adler 分级 0~Ⅰ级；脉冲多普勒示低速低阻型血流频谱。此型应与导管内乳头状瘤相鉴别，后者扩张导管内透声较好，且扩张的导管腔内或一端可见实质性回声团块，电子乳腺纤维内窥镜检查可鉴别。有文献报道浆细胞性乳腺炎还可以表现为囊肿型，多发生于病变早期，超声显示为乳晕深部乳腺导管扩张或多处囊性结节。扩张的乳腺导管或囊性结节间可见正常腺体结构，腺体内血流信号未见增多。

本病早期可出现乳头溢液，肿块尚不明显，需辨别溢液的类型，并与其他可导致溢液的疾病进行鉴别。乳房疾病常见的溢液类型包括有色溢液、乳汁样溢液、血液相关性溢液。浆细胞性乳腺炎的乳头溢液与导管扩张相关，故多见有色溢液，此类溢液多发生于育龄后期女性，可见于单侧或双侧的多个乳腺导管，每个乳腺导管溢液性质可以不同。通常溢液为间歇性，自动或被动溢出，其颜色和质地多样，多呈乳脂样浓稠分泌物，也可呈黄色、褐色、绿色的分泌物。乳汁样溢液首先要排除生理性乳溢，其次需考虑是否与高泌乳素血症相关。循环中的泌乳素升高与垂体瘤及某些药物的使用相关。垂体瘤常见闭经及相关的不孕病史，若为垂体微腺瘤，头部影像学检查多无异常表现；垂体腺瘤较大时可见蝶鞍区内类圆形稍长 T2 等 T1 信号。乳头溢液还可见于使用某些药物后，如吩噻嗪类、口服避孕药、抗高血压药、多潘立酮和甲氧氯普胺等对下丘脑 - 垂体轴有直接作用的药物。血液相关性溢液（如血性溢液、浆液性溢液）多见于增生上皮病变或导管扩张，需与乳腺癌相鉴别。

三、乳晕下脓肿

乳晕下脓肿，又称 Zuska 病、乳晕旁瘘管、慢性复发性乳晕旁脓肿，是指以乳头乳晕后脓肿和乳腺导管鳞状上皮化生为特点的乳腺炎性疾病。该病由 Zuska 于 1951 年报道，并由此命名。Zuska 等首次确认了本病的病理基础，同时报道通过单纯切除或瘘管开放的方法可成功治疗本病。因本病溃后脓液中夹有粉刺样物质，顾伯华将其命名为粉刺性乳痈，在 1985 年主编的《实用中医外科学》中首次报道。临床特点为：反复发作的乳晕下肿块、疼痛，乳晕旁红肿、化脓、破溃；乳头粉刺样分泌物，有臭味，或有少许脓液。乳晕下脓肿常在乳晕旁或附近破溃，形成瘘管外口。

本病发病年龄在 14~66 岁，中位年龄 40 岁，常见于乳头内陷和乳头发育不良的女性，通常为非妊娠、非哺乳期发病，发病部位为乳腺导管开口处。男性亦可发病，由于脓肿反复发作、瘘管迁延难愈，临床曾将本病笼统地诊断为乳管瘘。然而瘘管的形成并非本病特有的临床结果，凡是可以引起乳晕区脓肿的疾病，均有可能形成窦道、瘘管，最终发展为乳管瘘。但 Zuska 病的病理基础是乳腺导管鳞状上皮化生，这一病理变化导致本病脓肿虽反复发生，却仅局限于乳晕后区域（图16-1）。

从本病的病因出发，林毅教授将外科挂线疗法进行改良创新，以提脓药捻或药线祛腐生新，配合中药内外合治，不仅促进了窦道、瘘管的愈合，缩短了病程，还腐蚀了病变导管，避免复发。

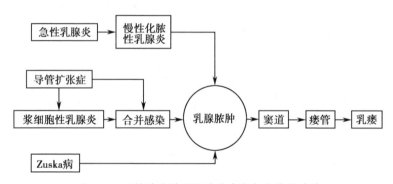

图 16-1　可导致乳晕下脓肿的疾病和乳瘘的关系

（一）病因病机

本病在中医古籍中未见明确记载。结合临床辨治体会和现代文献研究，林毅教授认为，本病患者素有乳头内陷，胃经、肝络失于调畅，一旦情志不遂或脾胃运化失常，痰浊内生阻络，气血壅滞，郁而化热，渐至肉腐成脓。可见木郁土壅是本病病因，而痰浊阻络、热毒蕴结则是本病的核心病机。

病理学研究发现，Zuska 病起于乳腺导管上皮鳞化，形成角栓，阻塞导管开口，分泌物淤积导致导管扩张，引起导管周围的化学性刺激和免疫反应，形成乳腺导管周围炎及乳晕下脓肿，最终形成乳晕区导管瘘。发病机制类似于浆细胞性乳腺炎的导管扩张管周炎阶段，不同的是 Zuska 病的发病部位是乳头内的乳腺导管，而不是乳头下的集合导管，因而病变范围较小，围绕乳晕周围形成乳晕下脓肿。病理检查中的全部病例均可见乳晕下的乳腺导管组织原有的被覆上皮出现鳞状上皮化生，多有角化。大多数患者乳晕下组织表现为化脓性炎的病理改变，伴有明显炎性肉芽组织形成，也可形成瘘管及窦道。脓肿常与乳腺导管相通。周边乳腺组织呈普通慢性炎症改变。本病后期可继发细菌感染，金黄色葡萄球菌及消化链球菌、拟杆菌等厌氧菌均有报道，其他少见的细菌感染包括念珠菌、结核杆菌和其他分枝杆菌等。

（二）诊断要点

Zuska 病好发于非哺乳期女性，常为单侧乳房发病，亦偶有双侧发病。其首发肿块多位于乳晕部边缘（多不超过乳晕），成脓后范围可稍向外扩展，脓肿范围局限；成脓时可见乳晕下红肿隆起，中央呈脓疱样改变，周围皮肤菲薄，肤温高，波动感及触痛明显，脓肿破溃后可见脓液中夹杂粉渣样脂质分泌物；溃后可形成与乳腺导管连通的瘘管。脓肿愈后易于反复发作。体格检查多见先天性乳头内陷或乳头一字畸形，可见乳头白色或黄色带臭味的脂质样分泌物。乳腺彩超可见乳晕后方炎性改变，呈低回声及无回声，周边血流丰富，或见脓肿形成，部分病例可见腋窝淋巴结肿大。病理检查见乳腺导管鳞状上皮化生，伴角化；乳头及乳晕下乳腺组织慢性化脓性炎症，伴炎性肉芽组织形成，边缘部可见坏死及化脓性物；脓肿深部乳腺导管及大导管周可见淋巴细胞、浆细胞及少许嗜酸性粒细胞浸润。

以上三种慢性乳腺炎的鉴别要点见表 16-1。

表 16-1　慢性乳腺炎鉴别要点

	肉芽肿性乳腺炎	浆细胞性乳腺炎	Zuska 病
好发群体	产后 5 年内女性	产后 5 年以上女性	与婚育无关，未婚少女多见
病程特点	发病突然，少有缓解期	病程数年，多有缓解期	反复发作，病程可长达数年
乳头分泌物	多无溢液	多孔溢液，浆液性或乳汁样多见	粉渣样，多发生在主导管

续表

	肉芽肿性乳腺炎	浆细胞性乳腺炎	Zuska 病
肿块位置	初起肿块增大迅速,多距离乳头较远,向心性发展至乳晕甚至全乳,或在非中心区出现多个病灶	初起在乳晕周围发病,从中心向外发展,病变部位不定	局限于乳晕旁
全身反应	可合并下肢结节性红斑、关节痛	少有	少有
病理特点	以小叶为中心的炎性肉芽肿	大导管周围炎,一过性浆细胞反应	基底部乳腺导管柱状上皮鳞状化生

第二节 内 外 合 治

肉芽肿性乳腺炎、浆细胞性乳腺炎与 Zuska 病均要经历"郁久化热 - 热盛肉腐 - 肉腐成脓"这一相似的病机过程,因此林毅教授认为"病因不同,病名不同,病机相同,治法可参",三者在相同的发展阶段可运用相似的方法进行治疗。

慢性乳腺炎起于"气郁",成于"痰浊",后期多因"痰浊"阻络而致瘀,又因正气亏虚而迁延。因此内治方面要围绕气郁与痰浊之机转,把握扶正与祛邪之缓急,做到"祛邪而不伤正"。在"燮理阴阳,立法衡通"理论的指导下,林毅教授总结了一套内外合治、外治为宗、多法并举的综合疗法,全程中医药治疗该病,创伤小,疗程短、瘢痕小、术后乳房变形小,复发率低,疗效显著。

一、肉芽肿性乳腺炎的分型论治

林毅教授结合肉芽肿性乳腺炎的发展规律和各阶段特点,凝练多年临床经验,将本病分为三型辨治。

(一)肿块型

指肉芽肿性乳腺炎以局部肿块为临床表现者。患者多在乳房受外力撞击、暴怒、劳累、熬夜失眠或恣食海鲜后起病，初起多见乳房单一象限局部肿块，质韧，无疼痛等不适；随后肿块逐渐增大，伴局部皮肤潮红，压之疼痛，波动感不明显，超声检查无脓肿形成。此型可见于疾病早期阶段，随着病情发展，一部分患者肿块逐渐成脓，进入炎症急性反应期，转为混合型；另一部分患者肿块僵硬，未经成脓，日久不愈，逐渐转为迁延型。

林毅教授认为，此型以痰浊阻滞乳络引起的慢性炎性肿块为主要表现，因此治疗上重视"清""通"二法，以内治为主，外治为辅；以消为本，以通为用。

1. 内治

症状：除乳房局部肿块之外多无特殊症状，部分患者可有长期失眠或长期便秘病史，平素情绪急躁或抑郁，舌红，苔薄白，脉浮。随着疾病发展，局部酿脓形成微脓肿，可出现口干喜饮、腹胀便难等症状，舌红或淡红，苔薄白腻或薄黄腻，脉滑或数。

治法：消肿软坚，解毒散结。

方药：自拟消痈溃坚汤加减。

炮山甲 10g（先煎），生牡蛎 30g（先煎），皂角刺 30g，漏芦 30g，桔梗 10g，蒲公英 15g，炒王不留行子 15g，郁金 15g，青皮 15g，丝瓜络 15g，莱菔子 15g，白术 30g。

方解：本方标本兼治，以"通"法治标，以"清"法治本。方中炮山甲、生牡蛎、皂角刺溃坚散结；蒲公英、漏芦清热解毒消痈；炒王不留行子、丝瓜络行气通乳；郁金、青皮、莱菔子行气通腑；并重用白术促进肠蠕动、润肠通便，使邪有出路，桔梗引药上行，直达肺经以宣肺祛痰。

加减：便秘者，可加枳实运脾行气；口干口臭、舌苔黄腻者，可加荷叶清热化湿；舌下络脉迂曲者，可加红曲活血化瘀；纳差者，加炒麦芽、炒谷芽恢复脾胃升清降浊之功。

2. 外治

此型临床表现以肿块为主，未成脓，可配合四子散药包温热敷，每日 2~3 次，每次 20~30 分钟，有行气化痰、温经通络、散结止痛之效。若肿块局部肤温升高，皮肤潮红，触按疼痛，提示局部正在酿脓，可使用加味金黄散水蜜膏或土黄连液湿纱外敷患乳，以解毒消痈。

（二）混合型

指肉芽肿性乳腺炎局部肿块、脓肿、窦道等两种以上临床表现共存者。肿块继续增大，可于局部形成不规则脓腔，若未能得到及时有效的治疗，可向其他象限旁窜蔓延，形成窦道，反复溃脓，迁延不愈，甚至可出现既有结块红肿未溃、又有脓溃未尽、也有脓去未愈等多型并存的复杂性肉芽肿性乳腺炎。林毅教授喻之为"烂苹果"式溃破坏死，"地道战"式侵袭蔓延。

此型应根据局部成脓的范围、脓腔窦道的位置、皮肤水肿及破损的情况、全身炎症反应的程度选择相应治疗方法。以外治为主，内治为辅。林毅教授强调，中医外治法可以"在同一平面上采取不同的治疗方法"，对多型并存的临床表现展开精准治疗，相较过去"一刀切"的治疗方案，最大程度地保护了乳房的外形和功能，达到"更小创伤，更少毒副作用，更美外形，更好功能及更低复发率"的"五个完美"治疗目标。

1. 内治

症状：在酿脓的过程中，肿块局部红肿热痛，可伴见恶寒发热或午后反复低热、皮疹、寒战、四肢酸楚等正邪交争的表现，或见口干多饮、纳眠欠佳、脉浮滑、舌紫红、苔白厚腻或黄厚腻等湿浊中阻进而湿热蕴胃的表现。部分患者还可伴见咳嗽、下肢结节性红斑、关节肿痛或活动不利等症状。若脓成破溃或切开引流后，局部脓腐未尽、窦道残留，迁延日久，则逐渐转入正虚邪恋之证，可见疲倦纳差、脉细滑、舌红、苔薄白腻等。

治法：软坚散结，排脓解毒。

方药：自拟消痈溃坚汤加减。（药物组成见肿块型）

方解：方中生牡蛎、穿山甲性微寒，蒲公英、漏芦性味苦寒，全方可在软坚排脓的基础上兼顾清热，因此，即使疾病进展出现湿热中阻的表现，仍可应用本方。根据脓肿和窦道的主次及正邪的关系，临床可在本方基础上灵活加减运用。

2. 外治

此型局部以脓肿为主要表现者，采用提脓祛腐综合疗法进行治疗；以溃后脓腔、窦道为主要表现者，则以祛腐生肌为要。林毅教授强调，"腐不祛则肌不生"，本病彻底祛腐是治疗关键；若收口过早，脓腐残留，则疾病易于反复，缠绵难愈。祛腐最直接的方法是提脓药捻引流，然而该病脓腐以坏死顽腐肉芽为主，往往黏附于窦道内壁形成顽腐附着，单纯切开引流效果不佳。因此，采用提脓祛腐综合疗法，以火针洞式烙口引流术、中药化腐清创术（刮匙棉捻排脓、提脓药捻祛腐引流）等综合外治方法快速祛腐，再用土黄连液湿纱、加味金黄散水蜜膏等敷贴，以清热解毒、消炎杀菌、生肌收口，促进疾病转归向愈。

各种外治法在本病治疗中的适用情况如下：

（1）火针洞式烙口引流术：具有创口小、出血少、疼痛少、刺烙管壁焦痂附着形成圆形光滑引流通道等优点，适用于乳房深部脓肿或多房脓肿的引流。

（2）切开引流术：适用于乳房脓肿浅表者。

（3）棉捻祛腐术：适用于脓腔或窦道内脱落残留脓腐、瘀血的清除，避免形成假性愈合。

（4）刮匙搔刮祛腐术：适用于窦道已成而腔内顽腐未能液化排出者，通过运用合适型号的刮匙搔刮窦道或脓腔内壁，彻底去除附着在内壁的脓腐组织。

（5）提脓药捻祛腐引流术：提脓药捻具有提脓祛腐之功，通过将药捻置于窦道内或脓腔中，促进残留坏死组织的液化排出，利于引流。适用于脓成未透，或脓溃后引流不畅者。

（6）金黄散水蜜膏敷贴术：具有清热解毒、消肿止痛的功效，适用于各期各型见局部红肿热痛者，为"疮疡阳证第一药"。

（7）土黄连液外治术：同时具有清热解毒、消炎杀菌、生肌收口多重功效，适用于各期创面保护、窦道与脓腔引流、祛腐等。

林毅教授认为，顽腐要尽去、瘀血不残留，"长肉不留邪，祛邪不伤正"。在祛腐引流时应用银质球头探针仔细探查脓腔的数目、深度和范围，切勿遗漏深部较小的脓肿，避免发生传囊之变；除用刮匙刮除各腔道内顽腐组织以达"开户逐寇"之效，还需再以棉捻捻除残余脓腐，以达快速祛腐排脓、生肌收口的目的。

在外治法的运用中，选择提脓药捻的使用时机是治疗中的关键。外科疮疡，首辨阴阳。林毅教授认为，若疮面皮瓣色淡，周围皮肤紫暗或水肿，按之皮色不变，探针探查时脓腔底部有明显"硬韧感"，则辨为阴证疮面；若疮面皮瓣红活，周围皮肤红活，指压褪色，抬手后立刻恢复潮红，触按疼痛，探针探查时脓腔底部无"硬韧感"，则辨为阳证疮面；介于两者之间的疮面辨为阴阳杂错。阴阳杂错及阴证疮面均不宜即行刮捻清创，应留置提脓药捻1~2天，并配合内服软坚散结之中药（如前述消痈溃坚汤），促使其转为阳证疮面，待见脓稠抱袋即可煨脓长肉、生肌收口。

在有脓腐渗出的环境中，提脓药捻是安全无毒的，其能迅速有效地使脓腐液化排出，故提脓药捻在乳腺炎性疾病的治疗中十分重要，一旦脓腐明显减少，一般1~2天后即可改用土黄连液纱条引流，但也不宜延期引流，见好就收。对于多发脓腔或窦道、瘘管者，先脓尽者先收口，不需等到所有脓腔脓尽才收口，以缩短疗程，提高疗效，减少患者痛苦。

（三）迁延型

指肉芽肿性乳腺炎脓溃之后久不收口，或收口之后僵块未消散，或未经炎症急性反应期，仅以僵块为主要表现者。此型可持续3~6个月，若治疗不当反复发作，部分患者病程可长达数年之久。

此型以正气不足、不能托毒外出为主要病机，因此治疗上不可过用攻伐，应以扶正祛邪为要，"养正积自消"，重视健运脾胃、通便醒脾、补益正气以祛邪排毒是关键。此型以内治为主，外治为辅。

1. 内治

症状：肿块质韧，局部肤温不高，触之疼痛不明显。部分患者表现为溃口久不愈合，脓液清稀色淡，或见创面肉芽过度增生；部分患者虽已收口，但僵块日久不散；部分患者未经成脓破溃，仅以僵块为主要表现。可伴见疲倦乏力、口淡、不思饮食、便溏便数等症，舌淡红，苔薄白或薄黄，脉缓和或缓弱。

治法：益气健脾，生肌收口。

方药：参苓白术散加减，经前1周换服消痈溃坚汤。

黄芪30g，五指毛桃15g，怀山药15g，茯苓15g，白术15g，砂仁10g（打碎后下），炒白扁豆20g，桔梗10g，莲子15g，陈皮15g，薏苡仁30g，炒麦芽15g，炒稻芽15g。

消痈溃坚汤方药组成见肿块型内治法部分。

方解：黄芪、怀山药、白术、茯苓健脾益气，托里透脓；炒白扁豆、莲子健脾祛湿；砂仁、陈皮醒脾行气；炒麦稻芽升清降浊；桔梗排脓，并引药上行。

此型以扶正为要，又因"痰浊"为本病重要病因病机，故治疗上需注重健脾化痰。参苓白术散在四君子汤健脾扶正的基础上，以炒白扁豆、薏苡仁助白术、茯苓健脾渗湿，佐砂仁醒脾和胃，桔梗宣上焦之气，在扶正中改善患者痰湿体质，预防疾病复发。经前1周转服消痈溃坚汤，可利用乳腺腺体增生的机会，充分发挥此方溃坚散结的作用，既避免了久服攻伐之药伤正的弊端，又让药物得到了高效的利用。

加减：不思饮食者，加炒神曲15g、炒山楂15g、炒鸡内金15g，以消滞开胃；便溏便数者，加芡实15g，健脾祛湿。

2. 外治

若创面久不收口，应以生肌收口为要；若创面增生肉芽高凸，应及时修剪；若清创后局部空腔形成，可运用燕尾纱块加压绷缚术，使脓腔壁相互贴合；若溃口较大、皮肤难以对合，可采用蝶形胶布牵拉创面，促进愈合（具体操作方法见中篇第十一章）。

在收口的过程中，需要避免脓腐未尽而创面先愈的情况。林毅教授强调，细致的专科查体是鉴别的关键。若愈合部位颜色紫暗、伤口触痛，甚至按压有凹陷感，则判断脓腐未尽，随着肉芽的生长，创面会再次破溃。此时需要挑开愈合的创面，彻底清除皮下脓腐，再予收口。

若收口之后，肿块已无明显疼痛，按压皮肤无应指感，可配合四子散药包热敷以加速肿块消散。若迁延期出现新发肿块、压痛或局部微红，可用加味金黄散水蜜膏敷贴与四子散药包热敷交替。

本病治疗得当，通常3~5天即可收口，收口后仍需内外合治以促肿块消散，平均疗程为3个月。3个月后复查彩超未见乳房肿物、随访半年未见复发，视为痊愈。

二、外治常见难点及对策

（一）祛腐引流路径的选择

祛腐引流在肉芽肿性小叶性乳腺炎脓肿、窦道、瘘管期具有十分重要的作用，及时、准确、有效的祛腐引流是缩短病程、保护外形的关键。林毅教授将其引流方法及技巧归纳为"有脓即当针，宜熟不宜生，脓口宜顺下，排脓见血停"。设计最佳引流祛腐路径的具体方法如下：

将临床检查与彩超探查有机结合，了解脓腔的数目、位置分布、成脓范围、成脓程度等信息。对于浅表的脓腔，可选择于皮肤应指处且相对低垂位切开清创引流；对于复杂的多房脓腔或乳房深部脓肿，则建议在超声定位引导下，结合探针探查结果，充分利用已经形成的脓腔及窦道，设计能兼顾各个脓腔的低垂位引流路径，减少组织的损伤。引流当及时，脓成即当引流，避免炎症蔓延；同时根据病情转归与变化设计新路径，已经彻底祛腐的窦道可先收口，无需舍近求远。

设计引流路径时，还需根据病灶分布选择合适的体位，以利于操作。林毅教授指出，原则上使病灶、引流口及术者三者之间符合自上而下、由远及近、从内到外的位置关系，以便于术者清创操作。因此，患者通常取仰卧位、患侧靠近术者进行换药操作；而对于乳房外上象限的病灶，患者可取健侧卧位，患侧在上，面向术者，在乳晕旁取引流口，使病灶位于上方，低垂位引流。

（二）多型并存当"多法并用"

与哺乳期乳腺炎不同，肉芽肿性小叶性乳腺炎和浆细胞性乳腺炎病程较长，经过失治误治之后容易形成多型并存的复杂难治病症，治疗上单纯用一种方法不能兼顾多型并存的复杂病情。林毅教授指出，中医外治法治疗本病的优势在于可以在一个平面上同时运用多种各具特色的方法，令处于不同时期的病灶都能得到及时有效的处理。对红肿热痛脓成未透者，以清热解毒、箍围消肿为法；对成脓窦道者，进行提脓祛腐引流；对脓腐已去、新肉未生者，以祛腐生肌为法，促进生肌长肉，见好就收，缩短病程。

林毅教授所创提脓祛腐综合疗法的特色便是通过科学合理的引流路径设计，有效快捷地祛除脓腐，最大程度地保护乳房的功能与外形。通过精心设计的烙口（或小切口）可兼顾多个脓腔的清创祛腐引流，最大限度地减少皮肤再次切口几率及正常组织的损伤。然而多个病灶可能处于不同病程，部分未成脓需要提脓祛腐，部分已成脓需要引流，部分炎性水肿需要清热消肿，部分脓腐已尽需要生肌长肉，因此林毅教授提出，混合复杂型多法并用可以在一个引流口内同时进行，减少创伤及瘢痕，达到更好的保护乳房外形效果，并尽最大努力保护患侧日后哺乳功能。

（三）收口时机的选择

对于混合复杂型的治疗，由于各病灶的病程不一，已经没有脓腐残留的窦道，即使其他窦道/脓腔内脓腐尚未完全清除，也应该给予垫压等方法促进愈合；病灶范围较大，窦道远端未能有效清创者，可考虑在远端局部另切开小口，形成对口引流的效果。这便是林毅教授强调的"见好就收"思路，认为"排脓见血停"是判断窦道、瘘管祛腐是否彻底的要点，同时也要明辨渗血色泽、疮面皮肤色泽、疮口内外肉芽之阴阳等状况，阳证疮面及时收口，阴证疮面仍需尽快清除残留脓腐，使之转为阳证疮面而收口。

（四）外治法疼痛的处理

乳房的神经分布主要来自第 2~6 肋间神经的外侧皮支与前皮支，由于乳房部位的末梢神经丰富，而局麻药物难以广泛渗入病灶内部及周围组织，且局麻用药易引起组织水肿，不利于创面愈合，而全麻既增加治疗费用及麻醉风险，又不适合多次清疮换药。因此，林毅教授不建议运用局麻或全麻来达止痛之目的，而是通过巧用手法减少清疮换药的不适。林毅教授在临床上以掌根及大、小鱼际推紧固定患乳基底部，五指端提患乳，使乳房悬空捏紧，并强调不可一味追求小切口，减少器械刺激切口皮肤，以减轻疼痛；同时通过情志疏导及音乐疗法舒缓患者的紧张情绪。

胸椎旁神经节阻滞（thoracic paravertebral nerve block，TPVB）可以作为一种新的麻醉方法进行尝试。胸椎旁间隙（thoracic paravertebral space，TPVS）位于肋骨头和肋骨颈之间，是邻近椎体的一个楔形解剖腔隙，每个 TPVS 包含肋间神经（脊神经）、肋间神经背支、肋间神经腹支、交通支和交感干。胸椎旁神经节阻滞可于超声引导下在患侧 T_3~T_5 椎旁实施，从而阻滞乳房、胸壁、胸肌的绝大部分感觉传入神经，使大部分的疼痛刺激得到有效阻断，同时又不影响乳房创面的恢复，值得在临床应用中进一步探索。

（五）外治法出血的处理

由于炎性病灶本身毛细血管比较丰富，且非直视下操作，无法直接凝扎止血，因此出血是中医外治法在乳腺炎性疾病治疗中需要解决的难题。林毅教授强调，首先，在清创祛腐前应行彩超探查，引流路径尽量避开较大的血管；其次，提脓祛腐操作手法应该熟练、轻柔、快捷，往往脓腐祛除，渗血便会减少；最后，窦道/脓腔清创后以土黄连液纱条填塞引流、压迫止血，若特殊情况出现渗血明显者，亦可用肾上腺素溶液纱条局部填塞，以收缩血管，促进止血。

三、特殊类型肉芽肿性乳腺炎的治疗

（一）肉芽肿性乳腺炎并发结节性红斑

对合并下肢结节性红斑者，可采用红斑局部刺络放血疗法，配合加味金黄散水蜜膏敷贴治疗。

刺络放血疗法操作：常规消毒皮肤表面后，用 7 号针头于红斑肿胀凸起处浅刺，入针约 1mm，即刻出针。穿刺点见血液溢出，可用无菌棉签轻轻施压促进血液溢出，待血流速度减缓或血液凝固后，再次消毒，以土黄连液湿纱、加味金黄散水蜜膏外敷。隔天治疗一次，每次外敷 4 小时。

（二）妊娠期肉芽肿性乳腺炎

妊娠期肉芽肿性乳腺炎多发生于二胎孕期内，尤其是距一胎生产不足 5 年时。由于泌乳素水平升高与肉芽肿性乳腺炎发病密切相关，推测其病因可能是妊娠期泌乳素升高引起乳汁异常分泌和小叶内乳汁淤积，诱发局部超敏反应。此时慎用中药内服，主张独取有效的中医特色外治法，需注意切不可运用有毒药物。

（三）哺乳期肉芽肿性乳腺炎

哺乳期乳腺生理特点决定了此期不易发生肉芽肿性乳腺炎：哺乳期乳汁水分较多，油脂含量低，不利于棒状杆菌等嗜脂菌群的生长；哺乳期乳腺导管内的优势菌群为金黄色葡萄球菌，棒状杆菌为非优势菌群；此期乳汁分泌通畅，不易残留在小叶引发免疫反应。然而以下因素可能影响腺体正常功能，从而使哺乳期患肉芽肿性乳腺炎的风险上升：外伤或用力不当的按摩；乳汁分泌不畅或有乳汁淤积史；采用瓶喂而非亲喂；反复的乳腺感染；一侧喂养而非交替喂养；劳累（如熬夜）。

对于健康、足月的新生儿来说，哺乳期乳腺炎的母亲持续进行哺乳并没有证据提示会导致风险，但肉芽肿性乳腺炎患者是否应停止哺乳，目前尚无统一认识。若合并细菌感染，需要使用的抗生素或所服用的部

分中药对婴儿有影响时，应停止哺乳。

林毅教授通常建议哺乳期肉芽肿性乳腺炎患者暂停哺乳，采用中药回乳，再进行中医内外合治综合治疗。

（四）糖皮质激素治疗相关肉芽肿性乳腺炎

肉芽肿性乳腺炎不经治疗易反复发作，鉴于本病的免疫性因素，有观点认为持续用糖皮质激素治疗可防止并控制复发。林毅教授认为，兼有感染性因素的患者服用糖皮质激素可诱发病变扩散。临床实践中常见部分病例手术后切口愈合迟缓，小脓腔反复发作、窦道瘘管形成，停药后易复发等。使用糖皮质激素和免疫抑制剂治疗是否可防止复发和免于乳腺手术，有待于进一步研究，应权衡利弊、谨慎使用。

接受糖皮质激素治疗的患者，常见满月面容及面部痤疮、皮疹等毒副反应，林毅教授在上述治疗方案的基础上，常常配合中药外洗，常用药物包括藿香、玉竹、蛇床子、徐长卿等。藿香芳香化浊，蛇床子、徐长卿等祛风止痒，玉竹润燥止痒。外洗药物每日1剂，以水浓煎，毛巾湿敷或外洗皮疹处。

（五）肉芽肿性乳腺炎并发全身炎症反应综合征（SIRS）

全身炎症反应综合征是感染性或非感染性因素的严重损伤所产生的全身性非特异性炎症反应，可表现为体温、呼吸、心率和血象的改变。肉芽肿性乳腺炎并发SIRS常见于曾经使用糖皮质激素、在停药后再行清创手术的肉芽肿性乳腺炎患者。

在相应损伤因子存在的条件下，出现下述2项或2项以上即可诊断SIRS。

①体温>38℃或<36℃。

②心率>90次/min或低血压（收缩压<90mmHg，或较基线降低>40mmHg）。

③呼吸急促（>20次/min）或通气过度（$PaCO_2$<32mmHg）。

④外周血白细胞计数>12×10^9/L，或中性杆状核粒细胞比例>10%，

但应排除可以引起上述急性异常改变的其他原因。

一旦确诊 SIRS，应积极采取抗感染、免疫保护、抗炎、抗休克、对症支持治疗。

四、其他乳腺炎的治疗

浆细胞性乳腺炎和 Zuska 病的内治法均参照肉芽肿性乳腺炎进行辨治。三者治疗方案的区别主要在于肿块形成之前和乳管瘘形成之后的外治法。

在肿块形成之前，浆细胞性乳腺炎和 Zuska 病均可表现为乳头溢液。两者虽溢液性状不同，但均有先天性乳头畸形或内陷、分泌物排出不畅的共同原因，故外治方法相似，可应用乳头拔罐或土黄连液灌注进行治疗。

拔罐疗法不仅能通过负压吸引出乳腺导管内的分泌物，还能对内陷的乳头有一定的"拔伸"作用。拔罐前后均以土黄连液清洁乳头，保持乳头洁净，防止感染。具体操作方法见中篇第十二章。

采用乳管镜进行土黄连液灌注治疗，需先在乳管镜下排除导管内占位性病变后实施，首次灌注可在乳管镜直视下操作。使用的土黄连液不仅具有抗炎作用，还可稳定溶酶体膜，增加血管壁内皮细胞的完整性，降低其通透性；抑制成纤维细胞的 DNA 合成，从而减轻粘连和瘢痕形成。灌注方法给药使药物直达病所，利用土黄连液的抗菌消炎、降低毛细血管和腺泡上皮的通透性及减轻或预防瘢痕的作用，使分泌物减少，乳头溢液停止，粗糙的管壁得到修复。具体操作方法见中篇第十一章。

浆细胞性乳腺炎和 Zuska 病反复发作，均可侵及导管出现乳管瘘。林毅教授指出，此时外治只有彻底清除乳腺导管和瘘管内的顽腐，才能顺利生肌收口，因此采用挂线疗法进行治疗。挂线疗法具有创伤小、术后乳房变形小、瘢痕小，对组织正常功能影响小等优点。该疗法集挂线疗法与药线引流两者优势于一身，药线上黏附丹药腐蚀管道，换药方便，引流通畅，术后配合垫棉压迫法，使管道在健康肉芽状态基础上自行粘合，达到腐脱新生的目的，利于管腔愈合。具体操作方法见中篇第十三章。

第三节　预防调护

复杂难治的肉芽肿性乳腺炎及浆细胞性乳腺炎病情缠绵易反复，收口后调护非常重要。林毅教授强调，定期复查、增强人体正气是预防复发的重要措施，具体要做到以下几点。

1. 继续消散炎性僵块

若僵块无红热压痛，宜以四子散药包热敷乳房僵块，以疏肝理气、软坚散结；僵块如出现压痛或红热，则外敷加味金黄散水蜜膏清热解毒。本病迁延期需注意区分炎性僵块与手术清创后局部发生机化的组织，后者皮色不红、触之不痛，随时间推移逐渐缩小，注意调整心态，提高免疫功能，无需特殊处理。

2. 按时复诊

收口后 3 个月内仍需定时复诊。若乳房局部症状无反复，创面愈合良好，2 周后首次复诊见肿块逐步消散，此后复诊频率可减为每月 1 次；若饮食不慎、情绪过激或外力撞击等诱因下出现乳房局部红肿疼痛，应即时复诊。3 个月后复查彩超未见肿块可停止治疗；半年后随访未复发者视为痊愈。

3. 守正防复

"正气存内，邪不可干"。正气指人体的抗病能力和组织修复能力，包括脾胃运化水谷精微滋养全身之气，肾藏精纳气、调节阴阳之气，人体抵御外邪之气，以及经络疏通之气。而四者中，林毅教授尤其重视脾、肾之气，认为脾、肾是人体正气的根本，而两者中，以补后天养先天为要，因此非常重视调理脾胃的运化功能，同时保持心情舒畅，劳逸结合，常指导患者坚持做"林毅女性养生导引功"，以改变机体超敏状态，达运行气血、疏通经络、平衡脏腑、燮理阴阳之功，可防痰湿瘀阻乳络或余邪留滞而导致复发。

4. 饮食禁忌

平时须忌食辛辣、炙煿、肥甘厚腻、海鲜发物等，尤其忌食虾蟹类，多食清淡而富有营养之品；忌烟酒。

5. 避免乳房撞伤

6. 伴有乳头内陷者应积极矫治

先天性乳头内陷、分泌物排泄不畅是浆细胞性乳腺炎和 Zuska 病形成的主要原因，因此积极预防和矫治乳头内陷是预防本病的重要措施。避免长时间挤压乳房和乳头，穿戴尺寸合适的乳罩，利于乳头的正常发育；有俯卧习惯的少女，必须及时纠正睡姿，防止乳头遭受挤压而加重乳头内陷的程度。若乳头内陷已经形成，可用手指经常揪提牵拉乳头，亦可借助拔罐器，拔出内陷之乳头。重度乳头内陷者可考虑行乳头矫形术。

7. 保持乳房清洁卫生

乳头内陷者需保持乳房清洁卫生，经常清洁乳头，通过负压拔罐疗法及手法将乳腺导管内淤滞的分泌物排出。

8. 情志调摄

不良精神刺激、过度疲劳均可诱发或加重本病，故应注意休息，劳逸结合，加强锻炼，保持心情舒畅，忌恼怒忧郁。

（刘　畅　朱华宇　司徒红林）

第四节　临床医案

一、肉芽肿性乳腺炎案

案1　肉芽肿性乳腺炎早治快速收口案

王某，女，33岁。初诊日期：2013年3月15日。

【主诉】发现右乳肿物伴疼痛1个月余。

【现病史】患者于 1 个月前发现右乳肿物，大小约 3cm×4cm，质硬，疼痛，服用抗生素（具体不详）后未见明显缓解，肿物未见缩小，遂来诊。症见：右乳红肿热痛，无发热，胸闷胁痛，纳眠差，口干，大便干结，小便调，舌质红，苔黄腻，脉弦有力。

【既往史及家族史】2011 年 12 月确诊左乳肉芽肿性小叶性乳腺炎，经治疗痊愈。否认乳腺癌及其他恶性肿瘤家族史。

【月经史及生育史】既往月经规律，末次月经 2013 年 3 月 4 日。G1P1A0，2010 年 2 月顺产，哺乳 6 个月。

【专科检查】右乳外侧肿物，大小约 4cm×4cm，局部皮肤潮红，肤温高，肿块硬韧，压痛，按之应指。双乳头无内陷，无溢液。

【辅助检查】血常规提示白细胞、中性粒细胞计数轻度升高。乳腺彩超：考虑右乳腺炎并少量液化。

【诊断】

1. 西医诊断：右乳肉芽肿性小叶性乳腺炎。

2. 中医诊断：乳痈（急性期，肿块、脓肿混合型）。

中医证型：热毒炽盛。

【治疗】

1. 内治

治法：清热解毒，软坚散结。

方药：自拟消痈溃坚汤加减。

炮山甲 10g（先煎），皂角刺 30g，漏芦 30g，蒲公英 15g，炒王不留行子 15g，丝瓜络 15g，桔梗 10g，郁金 15g，青皮 15g，白术 30g，枳实 15g，绵茵陈 15g。

共 12 剂，每日 1 剂，水煎 2 次，日服 2 次。

2. 外治

常规皮肤消毒，局麻后在右乳晕外侧脓肿低垂位处用手术尖刀垂直向下切入脓腔，切开皮肤 3mm 为引流口，以银质球头探针探查，探及一脓腔，大小约 3cm×5cm，刮匙刮出脓腐（主要为脓液、坏死组织和瘀血）约 50ml，送病理检查及细菌培养，棉捻反复捻净，插入提脓药捻引流，土黄连液湿纱隔开提脓药捻外露部分与皮肤，加味金黄散水蜜膏敷贴红肿处，弹力绷带"8"字形交叉包扎固定。每日换药 1 次。

二诊：2013 年 3 月 26 日。

患者右乳疼痛明显减轻，面色萎黄，纳差，眠可，大便稍干，舌质红，苔微黄腻，脉弦。

专科检查：右乳红肿热痛明显减轻，局部皮肤暗红，肤温不高，无波动感。

辅助检查：病理报告符合肉芽肿性乳腺炎。细菌培养未见细菌生长。

中医证型：脾虚湿热内蕴。

1. 内治

治法：健脾和中，清热化湿。

方药：四君子汤合茵陈蒿汤加减。

党参 10g，云茯苓 15g，怀山药 15g，白术 30g，枳实 15g，桔梗 10g，山栀子 15g，绵茵陈 15g，鸡内金 15g，神曲 15g，桔梗 10g，炒麦稻芽各 30g。

共 5 剂，每日 1 剂，水煎 2 次，日服 2 次。

2. 外治

换药时见右乳脓腔无明显脓腐，创面鲜红，干湿棉捻反复交替捻净，纱块及棉垫叠瓦状加压，蝶形胶布牵拉收口，土黄连液湿纱湿敷溃口，包扎，每 3 日换药 1 次。

三诊：2013 年 4 月 1 日。

患者右乳偶有疼痛，咽干有痰，难以咳出，纳一般，易醒多梦，二便调，舌质淡红，苔薄白，脉弦。

专科检查：右乳溃口已愈合，无明显渗液。右乳无红肿热痛，右乳晕外侧可触及僵块，无压痛。

1. 内治

治法：健脾和中，清热利咽。

方药：四君子汤合玄麦甘桔饮加减。

玄参 15g，麦冬 15g，甘草 10g，桔梗 10g，怀山药 15g，茯苓 15g，白术 15g，党参 15g，炒麦芽 20g，神曲 15g，鸡内金 15g，山楂 15g。

共 7 剂，每日 1 剂，水煎 2 次，日服 2 次。

2. 外治

继续以纱块及棉垫叠瓦状加压包扎，3 日后拆除。

四诊：2013 年 4 月 18 日。

患者右乳无不适，纳眠可，二便调，舌淡红，苔薄黄，脉弦滑。

专科检查：右乳溃口愈合良好，无渗液。右乳僵块无红肿热痛。

中医证型：痰热互结。

1. 内治

治法：化痰软坚，通络散结。

方药：自拟消痈溃坚汤加减。

炮山甲 10g（先煎），皂角刺 30g，漏芦 30g，蒲公英 15g，炒王不留行子 15g，桔梗 10g，郁金 15g，青皮 15g，白术 15g，枳实 15g，生牡蛎 30g（先煎），浙贝母 15g。

共 6 剂，每日 1 剂，水煎 2 次，日服 2 次。

2. 外治

四子散药包热敷右乳僵块处，每次 30 分钟，每日 2~3 次。

五诊；2013 年 5 月 20 日。

患者右乳无不适，纳眠可，二便调，舌质淡，苔薄白，脉弦。

专科检查：右乳僵块较前明显缩小，无红肿热痛。

1. 内治

舒肝健脾颗粒 3 盒，每次 1 包，每日 3 次。

2. 外治

继续予四子散药包热敷右乳僵块 2 周。

嘱患者坚持每日做"林毅女性养生导引功",尤其是逍遥健乳功,平时注意调理脾胃运化功能,注意饮食及生活起居调摄。

半年后随访,患者双乳无不适,右乳未及僵块,外形保持优良,无明显瘢痕,无复发。

【按语】

肉芽肿性小叶性乳腺炎缠绵难愈,抗生素、激素治疗效果不佳。林毅教授"燮理阴阳,立法衡通"理论指导下的中医特色疗法在治疗肉芽肿性小叶性乳腺炎方面疗效显著,且无副作用,乳房外形保持良好。尤其是脓腐尽祛后,见好即收,不仅减轻了患者生理及心理上的负担,且临床实践证明,清创祛腐彻底,收口早,痛苦少,愈合快,复发少。

本案患者既往有左乳肉芽肿性小叶性乳腺炎病史,本次右乳再次出现红肿热痛,就诊时脓已形成,宜尽早切开排脓,使邪有出路,祛腐生肌,内外合治。内服自拟消痈溃坚汤加减,兼顾湿热征象显著,加绵茵陈以清利湿热。10日后肿痛明显减轻,局部脓腔未及脓腐组织,宜生肌敛疮。基于外治法已完全清除脓腐组织,然患者仍见舌红、苔微黄腻等湿热内蕴之象,并见面色萎黄、纳差等脾虚之象,是已成之脓腐虽去,而脾虚湿热之体未复。此时若冒然健脾生肌,邪热未除,必生脓腐,故内治以四君子汤益气健脾,三仙、鸡内金健胃消食,佐以茵陈、栀子取茵陈蒿汤清热利湿之意以清除余热,枳实、桔梗升降气机之中重在宣肺通腑,腑气既通,内热不生。该方体现了林毅教授治疗乳腺炎性疾病祛腐生肌理念的核心——祛邪务尽,祛邪不伤正,扶正不留邪。并以蝶形胶布绷缚创口避免裂开,纱块、棉垫加压避免空腔形成。

服药5剂后创口愈合,余热已除,当继续健脾生肌以收功,唯患者咽干痰少,故在前方基础上去茵陈、栀子、枳实,改用玄参、麦冬、甘草生津利咽。1周后创口愈合良好,唯见右乳僵块,又当参肿块型治法,化痰软坚、通络散结,于消痈溃坚汤中去丝瓜络、莱菔子,加枳实、浙贝母通络化痰;外治法改用四子散药包热敷以通络散结。

此案脓腔单一、局限,脓成已透,成脓后及时切开引流,故能脓净后快速收口，且创伤小，乳房外形保持良好，收效显著。

（文灼彬　刘　畅）

案 2　肉芽肿性乳腺炎多型并存案

张某，女，35 岁。初诊日期：2017 年 9 月 11 日。

【主诉】左乳反复红肿疼痛 2 个月余。

【现病史】患者 2017 年 7 月 4 日体检时发现左乳肿物，当时局部皮肤稍红，后疼痛逐渐加重，遂于 7 月 31 日就诊于某三甲医院，诊断为"全乳急性乳腺炎（肿块化热期）"，予头孢类抗生素及小金胶囊口服 1 周，左乳红肿疼痛较前加重。遂于 8 月 7 日转至另一家三甲医院就诊，诊断为"急性乳腺炎（已成脓）"，予头孢曲松钠及甲硝唑静滴治疗 1 周，效果不明显，于 8 月 8 日行左乳肿物穿刺活检，病理提示慢性化脓性炎症，脓液送细菌培养未见细菌及真菌生长。自 8 月 14 日改用头孢曲松钠联合左氧氟沙星静滴治疗，8 月 16 日再次留取脓液送细菌培养，未见细菌生长。8 月 24 日，患者左乳疼痛基本缓解，局部红肿消失，原皮肤鲜红处转为暗红，复查血常规提示中性粒细胞下降，遂停用抗生素，仅予莫匹罗星软膏局部外搽。停药 3 天后复查血常规恢复正常，未再使用抗生素治疗。停药后左乳病变迅速增大，局部红肿热痛逐渐加重，波及全乳，原穿刺口有少量淡黄色分泌物流出，该院遂组织多学科讨论，会诊意见为抗感染后行乳房切除术，患者拒绝。为寻求中医治疗，遂来诊。症见：神清，精神紧张，左乳红肿热痛明显，无全身发热恶寒、关节肿痛、咳嗽咳痰等不适，纳眠可，二便调，舌红，苔黄腻，脉弦滑。

【既往史及家族史】既往体健，否认乳腺癌及其他恶性肿瘤家族史。

【月经史及生育史】月经周期紊乱，既往经前乳房胀痛明显。G2P2A0，末次生产后 5 年。

【专科检查】乳房瘦小，双乳欠对称，左乳全乳肿大；双乳头平齐，无明显指向性改变；双乳酒窝征（－）、橘皮征（－），左乳肿物几乎占据全乳，范围约 80mm×50mm，局部皮肤潮红、应指，皮肤菲薄，触痛明显，左乳内下可见溃口（原穿刺口位置），内见粉红色肉芽组织生长；右乳未及明显异常。

【辅助检查】血常规：未见异常。乳腺彩超：左乳弥漫混合不均质回声（范围约 103mm×59mm×17mm），考虑肉芽肿性乳腺炎可能（弥漫型，并局灶坏死及脓肿形成）；左腋下多个淋巴结肿大声像（良性形态）。

【诊断】

1. 西医诊断：左乳肉芽肿性小叶性乳腺炎。

2. 中医诊断：乳痈（亚急性期，混合型）。

中医证型：热毒炽盛。

【治疗】

1. 内治

治法：清热解毒，软坚散结。

方药：自拟消痈溃坚汤加减。

穿山甲 10g（先煎），生牡蛎 30g（先煎），皂角刺 30g，漏芦 30g，桔梗 10g，蒲公英 15g，炒王不留行子 15g，郁金 15g，青皮 15g，丝瓜络 15g，莱菔子 15g，白术 30g。

共 3 剂，每日 1 剂，水煎 2 次，日服 2 次。

另予鸡布茵颗粒（院内制剂）冲服，每次 1 包，每日 1 次。

2. 外治

提脓祛腐综合疗法。左乳常规消毒后，以探针自左乳内下溃口探查，于内上、外上、外下、乳晕后方探及多个脓腔及窦道。内上、外上及乳晕后方窦道通畅；外下方病灶窦道不通畅，探触质韧。以刮匙刮除溃口周围质软的肉芽组织，搔刮内上、外上及乳晕后方脓腔及窦道，刮出脓腐约 80ml，交替使用干棉捻及土黄连液湿棉捻刮捻脓腔及窦道，直至干棉捻上仅有少量血液而无脓腐，以土黄连液冲洗脓腔。自溃口插入提脓药捻引流（共 3 条，向 11 点位、2 点位及乳晕后方，长度分别为

4cm、6cm、3cm），以土黄连液湿纱隔开提脓药捻外露部分与皮肤，左乳外敷土黄连液湿纱及加味金黄散水蜜膏。

2017年9月12日换药记录：拔出提脓药捻后，自溃口流出黏稠脓性分泌物。除外下方病灶，其余病灶自溃口以刮匙轻轻搔刮、干湿棉捻交替捻腐，共清出稠脓及灰白色坏死组织约50ml。随后以中、细棉捻反复捻除脓腔及窦道残留的余腐，捻净后于脓腔低垂位予土黄连液冲洗，冲出少许坏死组织。留置提脓药捻引流（共3条，向11点位、2点位及乳晕后方，长度分别为4cm、5cm、3cm），外以土黄连液湿纱及加味金黄散水蜜膏敷贴。

二诊：2017年9月13日。

患者神清，精神尚可，左乳红肿疼痛明显缓解，局部少许红肿，无发热恶寒等不适，纳欠佳，眠差，二便调，舌淡红，苔薄黄，脉弦。

专科检查：左乳肿胀较前明显消退，无明显触痛，局部皮肤暗红，肿块较前变软、缩小。

辅助检查：血常规未见异常。

中医证型：脾虚湿热内蕴。

1. 内治

治法：健脾化湿。

方药：参苓白术散加减。

怀山药15g，茯苓15g，白术30g，太子参10g，党参10g，砂仁10g（后下），陈皮10g，莲子15g，炒山楂15g，鸡内金15g，炒白扁豆20g，川朴15g，生姜6g，大枣10g。

共3剂，每日1剂，水煎2次，日服2次。

2. 外治

拔出提脓药捻后，自溃口流出少量淡黄色分泌物，探针探及各方向脓腔、窦道通畅，探触内上、外上及乳晕后方病灶基底部质软，外下方病灶质韧。予棉捻祛腐，外下方脓腔内捻出少许脓腐组织，余处未见明显脓腐组织。内上、外上及乳晕后方脓腔窦道内放置土黄连液纱条引流

（共留置 3 条）；外下方窦道内插入提脓药捻，药捻外露部分与皮肤之间以土黄连液湿纱隔开。予土黄连液湿纱湿敷左乳，保持引流口通畅，弹力绑带加压包扎。

嘱患者避免患侧卧位，防止乳房局部外伤，保持清淡饮食、大便通畅，次日门诊换药，更换土黄连液纱条及提脓药捻，3 日后复诊。

三诊：2017 年 9 月 16 日。

患者神清，精神可，左乳少许隐痛，纳一般，眠可，二便调，舌淡红，苔薄白，脉弦。

专科检查：左乳红肿较前明显消退，乳房局部皮肤转暗淡，轻微触痛，乳晕区水肿。

辅助检查：乳腺彩超：左乳弥漫混合不均质回声（范围约84mm×51mm×12mm），考虑肉芽肿性乳腺炎可能（弥漫型，并局灶坏死及少许脓肿形成）；考虑左腋下淋巴结肿大声像（良性形态）。

1. 内治

二诊方基础上去党参、太子参、白扁豆，加五指毛桃20g、薏苡仁30g。

共 7 剂，每日 1 剂，水煎 2 次，日服 2 次。

2. 外治

取出土黄连液纱条及提脓药捻，见少许淡黄色分泌物自溃口流出，溃口周围少许红肿，余病变范围轻度肿胀，皮肤暗淡，局部皮肤轻度瘀紫，左乳外下方病灶可探及空腔，未见坏死组织及瘀血块，刮匙搔刮可见渗血，血色先为暗红后转鲜红，乳晕周围皮肤水肿、纹理增粗。自溃口向左乳 4 点位留置土黄连液纱条，对内上、外上、乳晕后方脓腔以纱块叠瓦状加压包扎，继续予土黄连液湿敷，定期伤口换药。

嘱患者调适情志，保障睡眠充足，保持排便通畅；避免外力碰撞，忌患侧卧位。

第一周隔日门诊换药，9 月 18 日换药时未探及空腔，此后未再留置土黄连液纱条。第二周起每 3 日复诊换药，乳房局部无明显红热疼痛，伤口无明显分泌物，溃口周围皮肤暗淡，溃口红活，无明显水肿，外敷土黄连液湿纱，并予纱块加压包扎，弹力绷带固定。内治方药以参苓白术散为主方，酌情加减。

四诊：2017 年 10 月 18 日。

患者神清，精神可，左乳少许瘙痒，无明显疼痛，纳一般，眠可，二便调，舌淡红，边有齿痕，苔薄白，脉细而有力。

专科检查：左乳少许肿胀，局部皮肤暗淡，可见散在红色小丘疹，瘙痒，无明显皮屑及渗液，局部无明显压痛。

辅助检查：乳腺彩超：左乳弥漫混合不均质回声（较大范围约：左乳 10 点：35mm×10mm；左乳 1—2 点：28mm×10mm；左乳 9 点：14mm×6mm），考虑肉芽肿性乳腺炎可能（弥漫型，并局灶坏死及少许脓肿形成）；考虑左腋下淋巴结肿大声像（良性形态）。

1. 内治

治法：健脾化湿。

方药：参苓白术散加减。

怀山药 15g，茯苓 15g，白术 30g，太子参 10g，党参 10g，砂仁 10g（后下），桔梗 10g，陈皮 5g，莲子 15g，薏苡仁 30g，炒白扁豆 20g，炒山楂 15g，鸡内金 15g，生姜 3 片，大枣 3 枚。

共 7 剂，每日 1 剂，水煎 2 次，日服 2 次。

2. 外治

伤口干燥，无明显红肿及渗液，局部无压痛，未见坏死组织及炎性肉芽残留，溃口鲜活，乳晕区水肿较前消退，局部少许丘疹，暂不予土黄连液外敷，保持局部干爽，予院内制剂消炎止痒霜外涂对症治疗；并嘱患者定期自行清洁伤口换药。

五诊：2017 年 10 月 25 日。

患者神清，精神可，左乳肿痛，乳房局部瘙痒缓解，无发热恶寒等不适，纳眠一般，二便调，舌淡红，苔薄黄腻，脉细滑。

专科检查：左乳内下及乳晕后方肿胀，伴压痛，局部皮肤轻度潮红，原皮疹消退，无明显瘙痒。

中医证型：痰热互结。

1. 内治

治法：化痰软坚，通络散结。

方药：消痈溃坚汤加减。

炮山甲 10g（先煎），生牡蛎 30g（先煎），皂角刺 30g，炒王不留行子 15g，漏芦 30g，蒲公英 15g，丝瓜络 15g，郁金 15g，青皮 15g，川朴 15g，枳实 10g。

共 3 剂，每日 1 剂，水煎 2 次，日服 2 次。

2. 外治

换药记录：探针自原穿刺口向乳头后方探及一 50mm×40mm 脓腔，内组织机化、较僵硬，未见脓液流出，刮匙搔刮可刮出水肿肉芽及少量瘀血，量约 10ml，捻至棉捻上未见脓腐，予土黄连液冲洗，捻净后放置提脓药捻引流，外敷土黄连液湿纱及加味金黄散水蜜膏。

后患者间断于门诊就诊，根据乳房局部情况及全身辨证情况，外治方面交替予局部化腐清创换药，或加压包扎收口配合四子散药包热敷通络散结；内治方面，予参苓白术散加减，经前 1 周服用消痈溃坚汤加减（2 日一剂）。

至 11 月 20 日，乳房局部创面愈合，局部无明显肿胀、肤温、肤色无异常，乳晕后方腺体僵硬、皮肤增厚；患者无明显不适。12 月 16 日复查乳腺彩超示：左乳腺炎治疗后复查，左乳混合回声区（较大范围：2 点：21mm×11mm；10 点：28mm×7mm），考虑乳腺炎并局灶坏死、少量脓肿（范围较前明显缩小）；考虑双乳囊性增生声像。后偶有局部散在小脓肿形成，给予对症穿刺抽脓处理，配合中药对证治疗。

末次就诊：2018 年 3 月 10 日。

患者神清，精神可，左乳无不适，纳眠可，二便调，舌淡红，苔薄白，脉弦。

专科检查：双乳外观对称，左乳未见明显瘢痕形成，左乳原病变区域可及腺体增厚，未及明显肿物。

嘱患者平时注意调理脾胃功能，合理膳食，生活起居有常，保持良好心态及充足睡眠，避免乳房局部外伤。

至 2020 年 3 月随访，患者无复发，双乳无不适，左乳外形保持优良，未见明显瘢痕。

【按语】

部分肉芽肿性乳腺炎患者会经历炎症急性反应期，此期可出现肿块迅速增大、局部皮肤潮红、恶寒发热、周身酸痛等症状，局部脓成后触之有波动感，与急性乳腺炎表现非常相似。急性乳腺炎最常见的致病菌是耐青霉素的金黄色葡萄球菌，较少见的致病菌为链球菌或大肠杆菌。因此，当急性乳腺炎症状在 12~24 小时没有改善或加重时，可考虑使用耐酶青霉素或一代头孢。若正规抗感染治疗 1 周，局部症状无缓解或加重，需考虑行空芯针穿刺活检，明确组织学诊断。肉芽肿性乳腺炎既往认为非细菌性感染所致，但近年来相继有肉芽肿性乳腺炎合并棒状杆菌感染的病例报道，提示这种皮肤内生的革兰氏阳性杆菌可能与肉芽肿性乳腺炎发病有关。临床通常根据药敏试验行抗感染治疗，亦有运用三联抗分枝杆菌药物治疗的报导。肉芽肿性乳腺炎极少合并厌氧菌感染，因此临床无证据支持运用甲硝唑等抗厌氧菌药物。

林毅教授认为，抗生素为寒凉之品，易冰伏阳气，导致正气不能抗邪外出，局部形成炎性僵块。虽部分患者经抗生素治疗局部红肿疼痛可暂时缓解，但形成的僵块需要较长时间消散，在患者疲劳或抵抗力下降时，病灶可能再次发生脓肿、破溃，使病程延长、病灶复杂，对乳房外形和功能造成进一步破坏。因此，林毅教授不主张对本病应用抗生素治疗。对于急性炎症反应期的患者，排除 SIRS，可应用提脓祛腐综合疗法进行治疗。脓成之后及时进行局部引流，可减少脓腐对机体免疫的刺激，从而减轻局部和全身炎症反应，避免炎症进一步加重。即使明确局部合并细菌感染而需抗菌治疗，也仍然需要通过局部引流达到祛腐的目的，以减少炎症破坏，缩短病程。

本案患者为肉芽肿性乳腺炎混合型，局部病灶多型并存，需针对病灶的不同表现进行处理。化腐清创过早或不及时，均不利于患者康复，因此对于多型并存的病灶，需要分次进行清创引流，故其整体病程要长于其他类型。

初诊时，结合探针探查及触诊可知患者左乳外下方病灶尚未成脓，但内上、外上、乳晕后方脓腔窦道均通畅。对脓已成者，需及时引流，以减少炎症蔓延、破坏乳房外形，而脓未成者不可过早清创，以免激发全身急性炎症反应，应消而散之。因此，对内上、外上、乳晕后方病灶进行刮捻祛腐，并留置提脓药捻保持引流通畅；对外下方病灶仅以内服药物及外敷加味金黄散水蜜膏箍围，促其成脓液化。内治方面，选用林毅教授自拟消痈溃坚汤，既有炮山甲、牡蛎、皂角刺溃坚散结，又有蒲公英、漏芦清热解毒消痈，对乳房局部表现为弥漫性多型并存的患者尤其适合。

二诊时内上、外上、乳晕后方脓腐已净，宜先收口，但局部仍有空腔，故使用土黄连液纱条填塞、引流，并通过适当的加压包扎避免假性愈合；而外下方病灶部分成脓，探触质韧，处于阴阳杂错状态，应留置提脓药捻促其脓腐液化，方可清除。脓腐祛除之后，患者舌苔由腻转薄，出现纳眠差等正气不足之征象，结合其早期应用抗生素，存在损伤正气的因素，此时应及时转入扶正祛邪法，以参苓白术散加减益气健脾。

三诊时外下方病灶脓腐液化排出，则可换用土黄连液纱条引流，余处病灶空腔不显，故以燕尾纱块叠瓦状加压包扎。疮面愈合之后，仍以益气健脾扶正为主，佐以化痰软坚、通络散结之法，并通过局部辨证灵活运用不同的外治方法，使肿块逐渐消散，避免复发。例如四诊时乳腺彩超见左乳仍有多处病灶，较大者位于内上方，结合初诊可判断病灶尚未成脓，待五诊病灶触痛、应指，则可内外合治，予以清除。

虽历经 6 个月方达到完全愈合，但患者双乳外观及功能保护良好，免于全乳切除的痛苦，以时间换空间，患者对疗效满意。

（文灼彬　徐　飚）

案3　肉芽肿性乳腺炎多发脓腔案

陈某，女，27岁。初诊日期：2013年10月11日。

【主诉】发现右乳肿物10天，伴疼痛3天。

【现病史】患者于2013年10月1日自检时发现右乳肿物，热敷后肿物变软、逐渐增大，10月9日至外院就诊，乳腺彩超提示"乳腺炎并脓肿可能"。为进一步诊治，至林毅教授门诊就诊。症见：右乳红肿热痛，无发热，纳眠可，二便调，舌质红，苔黄腻，脉弦有力。

【既往史及家族史】既往体健，否认乳腺癌及其他恶性肿瘤家族史。

【月经史及生育史】既往月经规律，末次月经2013年10月4日。G1P1A0，2010年顺产，哺乳10个月，其间右乳乳汁分泌不畅。

【专科检查】右乳内上、下方、外下肿胀，肤温增高，范围约6cm×8cm，中心有波动感，右乳下方、外下皮肤潮红、水肿，触按疼痛明显，压之褪色，抬手迅速恢复潮红；右乳内上皮肤略紫暗、水肿，压之褪色不明显。双乳头无内陷、无溢液，右腋下可触及肿大淋巴结（直径约1cm）。

【辅助检查】2013年10月9日乳腺彩超：右乳片状混合回声区，考虑乳腺炎并脓肿可能，建议治疗后复查；右腋下淋巴结增大。

【诊断】

1. 西医诊断：右乳肉芽肿性小叶性乳腺炎。

2. 中医诊断：乳痈（急性期，肿块、脓肿混合型）。

中医证型：湿热内蕴。

【治疗】

1. 内治

治法：清热祛湿，排脓解毒。

方药：自拟消痈溃坚汤加减。

炮山甲10g（先煎），皂角刺30g，漏芦30g，蒲公英15g，炒王不留行子15g，丝瓜络15g，柴胡10g，郁金10g，青皮15g，白术30g，枳实 15g，桔梗 10g，佩兰 15g，藿香 15g。

共 3 剂，每日 1 剂，水煎 2 次，日服 2 次。

2. 外治

右乳外下方局麻下粗针穿刺抽出约 7ml 脓液，尖刀切开皮肤约 1cm，探针自切口探入，探及一脓腔，深度约 3cm；结合床旁彩超，分别向右乳下方、内上探查，可探通下方脓腔，未能探通内上脓腔。自切口以刮匙搔刮、棉捻捻腐外下及下方病灶，刮出脓腐约 20ml。自切口插入提脓药捻引流（共 2 条，向右乳 4 点位和 2 点位，长度分别为 5cm、7cm）。土黄连液湿纱隔开提脓药捻外露部分与皮肤，加味金黄散水蜜膏外敷红肿处，弹力绷带 "8" 字形交叉包扎固定。同时取刮出物送病理检查、细菌培养和结核菌培养。每日换药 1 次，清除脓腐组织并更换提脓药捻。

二诊：2013 年 10 月 14 日。

患者右乳红肿热痛较前减轻，纳眠可，二便调，舌质淡红，苔薄黄，脉细缓。

专科检查：右乳肿胀及皮肤水肿较前减轻，右乳外下、下方、内上肤色淡红，压之褪色，波动感不明显。

病理报告：符合肉芽肿性小叶性乳腺炎。

细菌培养：未见细菌生长。

中医证型：脾虚湿热内蕴。

1. 内治

治法：健脾化湿。

方药：参苓白术散加减。

党参 15g，云茯苓 15g，白术 15g，怀山药 15g，神曲 15g，莲子 15g，薏苡仁 30g，砂仁 10g（后下），陈皮 10g，桔梗 10g，黄芩 10g。

共 3 剂，每日 1 剂，水煎 2 次，日服 2 次。

2. 外治

拔出提脓药捻，未见脓腐附着于药捻，自切口插入探针，在彩超引导下可探通下方、内上脓腔，以不同型号的干湿棉捻交替捻腐，至干棉捻上仅有少量鲜红色血液而无脓腐或瘀血。自切口插入提脓药捻引流（共1条，向右乳2点位，长度为7cm），土黄连液湿纱隔开提脓药捻外露部分与皮肤。以燕尾纱块叠瓦状自右乳下方脓腔底部向引流口方向加压，外覆棉垫，绑缚收口。

三诊：2013年10月17日。

患者右乳无疼痛，纳眠可，二便调，舌淡红，苔薄白，脉细。

专科检查：右乳无明显肿胀、压痛，引流口附近肤色淡紫，可见淡粉色肉芽组织生长，右乳内上可触及一肿块，大小约2cm×2cm，局部皮肤色紫暗，压之不褪色，引流口未见渗液。

1. 内治

守前方，共7剂，每日1剂，水煎2次，日服2次。

2. 外治

拔出提脓药捻，使用探针自引流口探查，右乳下方、外下、内上脓腔通畅，以棉捻捻腐未见明显脓腐组织。以蚊式钳夹除引流口周围的少许肉芽组织，可见皮瓣红活，采用蝶形胶布牵拉收口，以燕尾纱块叠瓦状自脓腔底部向引流口方向加压，外覆棉垫，绑缚收口。每3天换药一次。

四诊：2013年10月24日。

患者右乳无不适，纳眠可，二便调，舌质淡，苔薄白，脉细。

专科检查：右乳无红肿热痛，右乳各脓腔及引流口均愈合，右乳内上象限可触及一肿块，大小约2cm×1cm，质韧。

1. 内治

守前方，共7剂，每日1剂，水煎2次，日服2次。

2. 外治

予四子散药包热敷右乳僵块，每次30分钟，每日2~3次，连续2周。坚持每日做逍遥健乳功1~2次。

1个月后复诊，患者双乳无不适，右乳僵块消失，右乳外形无明显改变，未见明显瘢痕。结核菌培养报告：未见结核菌生长。嘱患者平时注意调理脾胃运化功能，每日做逍遥健乳功，注意饮食及生活起居调摄。随访至今无复发。

【按语】

肉芽肿性乳腺炎治疗难点之一在于临床常见多发脓腔，易导致多发溃口，带来多处瘢痕，造成乳房外形和功能的损毁。若对每一脓腔进行切开排脓，无异于给患者留下一个千疮百孔的乳房。若采用手术方式切除病灶，术中探查也会对正常腺体造成损伤。

林毅教授认为，本病总以"祛腐生肌"为治疗原则，巧妙选择祛腐引流路径，并及时根据病情变化进行调整；对于已彻底祛腐的病灶可先收口。如本案患者右乳多发小脓腔，病灶分散，难以通过单处清创一次性清除，根据"病灶、引流口、术者三者之间自上而下、由远及近、从内到外"的原则，选取右乳外下方肿块波动明显处切开，使右乳下方和内上的病灶均可向低垂位引流。本案初诊时，右乳内上病灶脓成未熟，不可强行贯通；二诊时该病灶脓成已熟，结合触诊与彩超引导，自外下溃口探通内上脓腔，留置提脓药捻引流，该方法对正常组织损伤较少，又可以通畅引流。二诊时右乳外下、下方病灶脓腐明显减少，无需再对该两处病灶使用提脓药捻引流，故以燕尾纱块叠瓦状加压帮助脓腔自基底部愈合。由于引流通畅，治疗及时、准确，三诊时脓腐祛尽，可牵拉收口。故在溃口边缘夹除肉芽组织，显露触之出血的红活皮缘，采用蝶形胶布牵拉收口，外用燕尾纱块叠瓦状加压，促进脓腔自基底部愈合。

内治方面，本案患者初诊时见右乳多发脓肿，在中药化腐清创、清除脓腐组织后，予林毅教授经验方消痈溃坚汤加减。方中以穿山甲、炒王不留行子、丝瓜络、漏芦通乳消痈，皂角刺、蒲公英、桔梗消痈透脓，郁金、青皮理气散结，佩兰、藿香清热化湿，白术、枳实健脾通腑。其中枳术散的使用体现了林毅教授以脾为要的学术思想。若腑气不通，易郁而化热，再次加重乳腺炎"郁久化热—热盛肉腐—肉腐成脓"的病理过程。因此，治疗上需注重健脾通腑。

二诊采用参苓白术散加减内服，虽脾虚运化不利，但患者仍有苔黄等湿热征象，故去辛温之白扁豆和甘温之大枣，加清热除湿的黄芩，在健脾助运、生肌长肉的同时，兼顾清热除湿。连服 10 剂后疮面愈合，唯僵块仍存，按之无疼痛，四诊亦无痰热之征，知热毒尽去，故用四子散药包热敷温经通络散结以收功。

肉芽肿性乳腺炎缠绵难治，本案患者发病之初即前来求诊，诊断、辨证准确，避免了误诊误治导致病情延误加重，治疗 2 周而愈，随访至今无复发，病之初起，收效快速，疗效满意。

（文灼彬　刘畅　徐飚）

案 4　肉芽肿性乳腺炎托法案

杨某，女，34 岁。初诊日期：2012 年 9 月 12 日。

【主诉】发现左乳肿物伴疼痛 4 个月，加重 1 个月。

【现病史】患者于 4 个月前自检时发现左乳肿物，质硬，肤色不红，微有触痛，无乳头溢液，无发热，未予处理，肿物逐渐增大，2012 年 8 月 8 日于外院行脓肿切开引流术，随即出现全身皮肤潮红伴瘙痒，经抗过敏治疗后症状缓解。现为求系统治疗来诊。症见：左乳疼痛，无发热，纳眠差，二便调，舌质淡红，苔薄白腻，脉细滑。

【既往史及家族史】既往体健，否认乳腺癌及其他恶性肿瘤家族史。

【月经史及生育史】已婚育，G1P1A0，哺乳 9 个月。

【专科检查】左乳内上触及一肿物，大小约 3cm×4cm，压痛，局部皮肤暗红，肤温稍高，左乳晕内侧可见一切排口，皮瓣内可见淡白色肉芽向外生长，伴有淡红色渗液。

【辅助检查】血常规：WBC $9.98×10^9$/L，余未见异常。2012 年 9 月 6 日乳腺彩超：左乳内侧考虑炎性包块并部分脓肿形成可能。乳腺钼靶：左乳亚急性慢性炎性块。

【诊断】

1.西医诊断：左乳肉芽肿性小叶性乳腺炎。

2. 中医诊断：乳痈（亚急性期，迁延型）。

中医证型：脾胃虚弱，痰浊中阻。

【治疗】

1. 内治

治法：健脾益气，生肌长肉。

方药：参苓白术散加减。

怀山药 15g，云苓 15g，白术 15g，桔梗 10g，陈皮 15g，砂仁 10g（后下），灯心草 3 扎，薤白 15g，瓜蒌皮 15g，薏苡仁 30g，枳实 15g，莱菔子 12g。

共 5 剂，每日 1 剂，水煎 2 次，日服 2 次。

2. 外治

以无菌镊钳夹清除切排口周围肉芽，沿左乳晕内侧切排口探及内上、内侧窦道长约 5cm，用刮匙刮出少量脓腐、瘀血约 5ml，棉捻彻底捻净后，以土黄连液湿纱外敷溃口，燕尾纱块加压绑缚收口。每 3 天换药一次。

二诊：2012 年 9 月 17 日。

患者左乳内上肿块疼痛较前减轻，纳眠可，大便难，舌红，苔薄黄腻，脉细滑。

专科检查：左乳内上僵块同前，左乳切排口未见渗液。

中医证型：湿热蕴胃。

1. 内治

治法：清热软坚，解毒散结。

方药：自拟消痈溃坚汤加减。

炮山甲 10g（先煎），炒王不留行子 15g，路路通 10g，天冬 30g，郁金 15g，青皮 15g，丝瓜络 15g，漏芦 30g，蒲公英 15g，桔梗 15g，皂角刺 30g，白术 30g。

共 7 剂，每日 1 剂，水煎 2 次，日服 2 次。

嘱患者服完后于当地医院复诊，续服本方 21 剂。

2. 外治

以土黄连液湿纱及加味金黄散水蜜膏外敷左乳，每日 1 次，每次 4 小时。

三诊：2012 年 10 月 15 日。

患者左乳内上肿块，无疼痛，左乳晕内侧切排口渗液，纳眠可，二便调，舌暗红，苔薄黄，脉细弱。

专科检查：左乳内上僵块变软，无压痛，皮色稍红，肤温稍高；左乳晕内侧切排口周围皮肤略紫暗，可见淡红色稀薄分泌物自切排口流出。

辅助检查：病理结果符合肉芽肿性小叶性乳腺炎。细菌培养未见细菌生长。

中医证型：脾胃虚弱，湿浊中阻。

1. 内治

治法：益气健脾，化湿排脓。

方药：健脾丸加减。

北芪 30g，女贞子 15g，怀山药 15g，云苓 15g，白术 15g，太子参 15g，天冬 30g，炒麦稻芽各 15g，神曲 15g，生山楂 15g，鸡内金 15g，蒲公英 10g。

共 3 剂，每日 1 剂，水煎 2 次，日服 2 次。

2. 外治

探针探及左乳内上、内侧窦道同前，用刮匙刮出 10ml 脓腐，主要为坏死组织和瘀血，以不同型号的干湿棉捻反复捻净后，插入提脓药捻引流，土黄连液湿纱湿敷，包扎，每日换药 1 次。

四诊；2012 年 10 月 18 日。

患者左乳无不适，稍咽痛，口干，纳眠可，大便干，舌红，苔薄黄，脉细。

专科检查：左乳无红肿热痛，左乳内上僵块明显缩小。

中医证型：肺胃阴虚，痰浊中阻。

1. 内治

治法：清养肺胃，化痰通腑。

方药：沙参麦冬汤加减。

沙参 15g，麦冬 15g，鱼腥草 30g，怀山药 15g，茯苓 15g，白术 30g，太子参 15g，百合 30g，枳实 15g，莱菔子 15g，炒麦稻芽各 15g，薤白 15g。

共 3 剂，每日 1 剂，水煎 2 次，日服 2 次。

2. 外治

左乳提脓药捻拔出时未见明显脓腐，以棉捻捻除窦道内瘀血，土黄连液湿纱湿敷，纱块、棉垫叠瓦状加压绑缚包扎。

五诊：2012 年 10 月 22 日。

患者左乳无疼痛，纳眠可，二便调，舌淡红，苔薄白，脉弦。

专科检查：左乳无红肿热痛，左乳未及僵块，左乳窦道、创面愈合，无渗液，无水肿。

中医证型：痰浊阻络。

治法：疏肝理气，化痰散结。

方药：逍遥蒌贝散加减。

天冬 30g，元胡 15g，香附 15g，柴胡 10g，郁金 15g，青皮 15g，炒王不留行子 15g，浙贝 15g，莪术 15g，益母草 15g，白术 30g，枳实 15g。

共 5 剂，每日 1 剂，水煎 2 次，日服 2 次。

患者 1 个月后复诊，双乳无不适，左乳窦道及创面愈合良好，未见肿块，左乳外形保持良好，无明显瘢痕。嘱其平时注意调理脾胃运化功能，每日做逍遥健乳功，注意饮食及生活起居调摄。

2013 年 11 月 1 日复诊，患者双乳无不适，左乳外形良好，复查乳腺彩超未见复发。继续随访至今未复发。

【按语】

林毅教授辨治肉芽肿性乳腺炎，内治从"衡"，外治重"通"，并依据不同时期的证候特点辨证论治。脾主肌肉，为气血生化之源，本案患者脾胃虚弱，气血不足，无力抗邪，故肿块以亚急性僵块持续存在。虽行切开排脓术，但正气无法托毒外出，故创面淡白肉芽增生，久不愈合。治疗以健脾益气为法，促进生肌长皮，方选参苓白术散加减。方中怀山药、薏苡仁、茯苓、白术健脾化湿，合灯心草利水渗湿，陈皮、砂仁理气和胃醒脾，薤白、瓜蒌皮理气宽胸散结，枳实、莱菔子下气导滞，配合桔梗宣开气机，共奏健脾化湿行气之功。

服药 5 剂后创面愈合，但左乳内上僵块同前，大便难解，复以通为治，方用自拟消痈溃坚汤加减，以穿山甲、炒王不留行子、路路通、丝瓜络、漏芦通络散结，郁金、青皮理气以助散结，皂角刺、蒲公英、桔梗透脓消痈，白术、天冬促进肠蠕动以达健脾润燥通便之功。

连服 1 个月后，患者结块一度变软。后左乳晕切排口再次溃破，并见溃口紫暗、皮缘苍白水肿、渗液稀薄等一派虚象。因痰浊滞气蕴结中焦，阻碍脾胃升清降浊，脾主肌肉功能受损，属"因实致虚"，故改用健脾丸加减，以黄芪、太子参、白术、茯苓、怀山药健脾益气，女贞子、天冬养阴和营，炒麦稻芽升清降浊，神曲、山楂、鸡内金和胃消食，蒲公英消痈排脓，并配合化腐清创外治。

3 日后脓净收口，唯见口干、便干、舌红、苔薄黄等阴虚内热之象，自当养阴。但林毅教授认为，阴虚内热之时，尤需注重腑气通降。若腑气不通，尤易郁热，更伤阴津，此亦釜底抽薪之意。所以在沙参麦冬汤基础上佐以四君、枳实、莱菔子、炒麦稻芽健脾通腑和胃。

养阴通腑之剂不宜久服，中病即止，3 剂后诸症既消，复予逍遥蒌贝散加减以疏肝理气、化痰散结收功。后随访未见复发，乳腺外形保持优良，乳晕处瘢痕亦不明显。

（文灼彬　井含光）

案 5　肉芽肿性乳腺炎袋脓案

陈某，女，31 岁。初诊日期：2011 年 5 月 24 日。

【主诉】左乳肿物反复疼痛 2 个月余。

【现病史】患者 2 个月前无明显诱因出现左乳房肿痛，曾接受抗生素治疗，病情未能缓解。20 余天前因左乳肿痛加重伴左乳内上象限脓肿形成，于外院行脓肿切开引流术，术后 16 天脓尽，切口愈合。1 周后，无明显诱因左乳房再次出现红肿疼痛伴内上象限肿物，遂来诊。症见：左乳肿块，红肿热痛，无发热、皮疹、下肢结节性红斑、关节疼痛等不适，眠欠佳，大便干结，小便尚可，口干，舌红，苔黄，脉弦。

【既往史及家族史】既往体健，否认乳腺癌及其他恶性肿瘤家族史。

【月经史及生育史】已婚育，G2P1A0，未哺乳。

【专科检查】双乳头无内陷、无溢血溢液。左乳内侧放射状手术瘢痕，长约 2cm，左乳皮肤红肿焮热，触痛明显，左乳内上象限触及 3 个边界不清的肿块，其中最大者位于乳头内上方，大小约 6.0cm×5.5cm，拒按，按之应手；右乳未触及明显肿块。双腋下可触及肿大淋巴结。

【辅助检查】乳腺彩超：左乳头后、内侧及内上象限炎性病变并部分液化可能（范围约 5.2cm×4.6cm×3.7cm、2.3cm×1.7cm×0.9cm、2.8cm×2.2cm×1.2cm），左腋下淋巴结反应性增大。血常规：中性粒细胞百分比 77.9%，白细胞计数正常。

【诊断】

1. 西医诊断：左乳肉芽肿性小叶性乳腺炎。

2. 中医诊断：乳痈（急性期，肿块、脓肿、窦道混合型）。

中医证型：热毒炽盛。

【治疗】

1. 内治

治法：软坚排脓，解毒散结。

方药：自拟消痈溃坚汤加减。

穿山甲 10g（先煎），皂角刺 10g，生牡蛎 30g（先煎），郁金 15g，青皮 15g，蒲公英 15g，桔梗 10g，枳实 15g，川朴 15g，炒麦稻芽各 30g，炒王不留行子 15g，丝瓜络 15g。

共 2 剂，每日 1 剂，水煎 2 次，日服 2 次。

2. 外治

建议患者行中医外治，患者拒绝。

二诊：2011 年 5 月 25 日。

患者左乳腺炎并脓肿形成 2 天，要求中医外治。无发热，纳眠差，二便调，舌红，苔黄，脉弦。

专科检查：左乳皮肤红肿焮热，触痛明显，左乳内上象限可触及 1 个肿块，大小约 7.5cm×7.0cm，边界不清，拒按，按之应手，余同前诊。

辅助检查：乳腺彩超：左乳头内上方低无回声包块，范围约 6.7cm×3.4cm（单发，距皮约 1.0cm），考虑乳腺炎并脓肿形成，双腋下淋巴结反应性增大。

1. 内治

守前方，共 5 剂，每日 1 剂，水煎 2 次，日服 2 次。

2. 外治

选取左乳内侧脓腔低垂位，以刀片挑开原术口愈合处，见脓液流出，以球头探针向脓腔方向探查，探及一深约 10cm 的脓腔，继而用刮匙搔刮脓腔内的坏死组织和瘀血，棉捻捻除脓腐，共引出约 50ml 脓腐。探针引导放置提脓药捻至脓腔基底部（长度约 10cm），以土黄连液湿纱隔开提脓药捻外露部分与皮肤，土黄连液湿纱及加味金黄散水蜜膏外敷肿块处，弹力绷带包扎。并将脓腔内清出物送细胞病理及组织病理检查。

2011 年 5 月 26 日换药记录：左乳红肿较前减轻，左乳内侧术口引流出脓血性液约 75ml，刮匙轻搔刮、不同型号的干湿棉捻多次捻净脓腐后，以土黄连液冲洗。探针由术口向乳头内侧探寻时，发现腔内形成分隔，利用探针穿破隔层至乳房上缘脓腔底部，深约 10cm，并由术口向乳房上缘脓腔底部插入提脓药捻。以土黄连液湿纱隔开提脓药捻外露部分与皮肤，土黄连液湿纱外敷溃口，加味金黄散水蜜膏外敷，弹力绷带包扎。

2011年5月27日换药记录：左乳红肿减退，刮捻清除坏死组织约120ml。银质球头探针探查：脓腔宽大，占据乳房大部分，分别位于左乳上方、外上、外侧、外下及下方，通于脓腔共有5条窦道，分别深约12cm（上方）、14cm（外上）、14cm（外侧）、13cm（外下）及8cm（下方），在球头探针引导下于上述窦道内分别插入提脓药捻至脓腔底部。外敷土黄连液湿纱及加味金黄散水蜜膏。每日换药，更换提脓药捻、药物和敷料。

三诊：2011年5月30日。

患者左乳红肿疼痛较前明显减轻，局部皮肤色暗红，无发热，疲倦，纳一般，眠稍好转，二便调，舌质淡红，苔薄白腻，脉细。

专科检查：左乳无明显肿胀，肤色暗红，肤温不高，内上象限可及1个肿块，质韧，边界不清，大小约3cm×4cm，压痛不明显，压之肤色不变。

中医证型：气血两虚，余毒未清。

1. 内治

治法：健脾益气，扶正托毒。

方药：参苓白术散加减。

怀山药15g，茯苓15g，白术15g，党参15g，白扁豆20g，薏苡仁30g，桔梗10g，陈皮10g，莲子15g，砂仁10g（后下），川朴15g，枳壳15g，生姜3片。

共3剂，每日1剂，水煎2次，日服2次。

2. 外治

拔除提脓药捻，左乳术口引流出脓液约25ml，探针探及左乳外上象限另形成2条窦道，深约14cm，刮匙反复轻轻搔刮、干湿棉捻捻除脓腐后，以土黄连液冲洗探针探及的7条窦道，上方脓腔完全打开，通畅引流，不留死腔，予燕尾纱块叠瓦状加压包扎收口。外上、外侧、外下及下方窦道继续在探针引导下插入提脓药捻。

四诊：2011 年 6 月 1 日。

患者左乳无明显红肿疼痛，纳眠可，二便调，舌质淡红，苔薄白腻，脉细。

专科检查：左乳下方及外下象限脓腔及窦道完全愈合。引流术口皮瓣红活，乳房皮肤无潮红，无压痛，左乳内上象限肿块较前缩小。

辅助检查：组织病理报告：（左乳术口清出物）送检为炎性肉芽组织及坏死组织。复查乳腺彩超：左乳片状低回声区，考虑乳腺炎恢复期，未见残留脓腔。

中医证型、治法、内服方药同三诊。

外治：以土黄连液湿纱外敷左乳，棉垫、燕尾纱块加压绷缚。予四子散药包热敷左乳。

此后内治方面持续服用参苓白术散加减，经前 4 天换服消痈溃坚汤。外治方面每 3 天复诊一次，行常规换药，持续 2 周。第 6 天复诊，引流术口愈合；第 12 天复诊，术口愈合良好，双乳未见新生肿块。2 周后每月复诊 1 次，持续 3 个月，后停服中药。6 个月后随访未见复发，左乳外形保持优良，双乳对称。

【按语】

当肉芽肿性乳腺炎混合型脓腔、窦道形成，单纯切开引流无法彻底清除黏附于管壁上的脓腐肉芽，易导致肉芽向切口外突出，久不收口，破坏乳房外形。部分患者在清创术后，疮面下有较大空腔，未经恰当加压、引流，使脓腔上方的组织先于底部组织愈合，导致袋脓的发生。下方有袋脓的创面一段时间后会再次自行破溃。

林毅教授强调，对于疑有袋脓的病灶，应结合指诊和彩超进行判断。在愈合的创面下方按压有触痛感，局部皮肤水肿或颜色紫暗，压之褪色，抬手即恢复，甚至压之凹陷，则需警惕袋脓已成，应结合乳腺彩超明确病灶情况。预防袋脓的关键在于顽腐尽祛之后，要及时以燕尾纱块叠瓦状加压包扎，令脓腔自基底部生长愈合。袋脓的治疗则需彻底清除脓腐。因此，林毅教授在接诊本案患者时即选择挑开假性愈合口，以球头探针探清脓腐部位后，用刮匙祛腐、棉捻捻腐等方法清除顽腐，再以提脓药捻腐蚀管壁肉芽，促进顽腐液化脱落排出，新肉生长，最终达到"祛腐而生肌，腐去见血收"之效。

本案早期以外治为主，内治为辅，先以自拟消痈溃坚汤软坚排脓、解毒散结，方中穿山甲、生牡蛎均为咸寒之品，可软坚散结；皂角刺辛咸温，可拔毒、消肿、排脓；郁金、青皮行气解郁，使气行则水行、水行则不聚为痰；蒲公英清热解毒消痈；炒王不留行子、丝瓜络行气通乳。患者大便干结，林毅教授遂于方中加枳实、厚朴行气通腑，取小承气汤方义而避用大黄苦寒攻下之品，因本病慎用苦寒，若攻下伤其胃气，使中焦不能化生气血，则不仅影响后期生肌长肉，还可能导致僵块难消，病程迁延。因此，后期在参苓白术散健运脾胃的基础上，仅于经前气血充盈之时交替使用自拟消痈溃坚汤，治法以扶正为主，祛邪为辅。后期外治辅以四子散药包热敷以疏通乳络，行气化痰散结，消散炎性僵块，预防复发。故患者疮口在1周内得以愈合，坚持治疗后左乳内上僵块渐消，乳房外形保持良好，疗效确切。

（司徒红林　刘　畅）

案6　肉芽肿性乳腺炎伴乳晕湿疹案

关某，女，34岁。初诊日期：2019年10月14日。

【**主诉**】右乳反复红肿疼痛3个月余，加重1周。

【**现病史**】患者于2019年7月熬夜劳累后出现右乳肿胀疼痛，伴见右乳皮肤簇状红色细小水疱，于外院就诊，诊断为"右乳炎性疾病，带状疱疹"，予抗菌、抗病毒、激素治疗（具体药物不详），1周后右乳皮肤疱疹减轻，右乳肿痛未见缓解，行乳腺钼靶摄片（未见报告）及乳腺彩超检查，提示右乳"浆细胞性乳腺炎"，2019年8月于外院行右乳肿物穿刺病理检查及皮肤切检，提示"符合肉芽肿性乳腺炎"。此后服用激素治疗（具体不详），右乳肿痛较前减轻。1周前右乳肿痛加剧，为寻求有效治疗前来求诊。症见：右乳肿块，乳晕湿疹瘙痒，无发热，发病过程中无关节疼痛、下肢红斑，纳眠一般，大便2日一行，黏滞，小便可，舌红，苔黄腻，脉滑。

【既往史及家族史】既往体健，否认乳腺癌及其他恶性肿瘤家族史。

【月经史及生育史】末次月经 9 月 15 日，平素月经易延期 1 周，G3P1A2。

【专科检查】右乳头内陷，右乳头内侧肤色瘀暗，肤温稍高，乳晕周围皮肤干燥皲裂，伴见淡黄色渗液、结痂，右乳 2—4 点乳头旁可触及多个大小不等的肿块，最大者约 5cm×4cm，肿块质韧，边界不清，按之疼痛，乳晕边缘见一水肿瘀暗穿刺口，可见少许淡黄色分泌物渗出。

【辅助检查】2019 年 7 月乳腺彩超：右乳低回声块，浆细胞性乳腺炎，导管扩张症，4a 类。2019 年 8 月外院穿刺病理检查：符合肉芽肿性乳腺炎。

【诊断】

1. 西医诊断：右乳肉芽肿性小叶性乳腺炎。

2. 中医诊断：乳痈（亚急性期，肿块、脓肿混合型）。

中医证型：湿热蕴胃。

【治疗】

1. 内治

治法：疏肝清热，溃坚透脓。

方药：自拟消痈溃坚汤加减。

穿山甲 10g（先煎），生牡蛎 30g（先煎），皂角刺 30g，漏芦 30g，桔梗 10g，蒲公英 15g，炒王不留行子 15g，郁金 15g，青皮 15g，丝瓜络 15g，莱菔子 15g，白术 30g。

共 20 剂，每日 1 剂，水煎 2 次，日服 2 次。

2. 外治

以自拟湿疹方浓煎至 300ml，与土黄连液 100ml 混合后，使用清洁毛巾濡洗局部皮肤，每次 30 分钟，每日 2~3 次。

二诊：2019 年 11 月 9 日。

患者右乳湿疹皮损较前减轻，右乳肿块范围较前稍缩小，纳眠改善，二便调，舌红，苔薄黄，脉滑。

专科检查：右乳晕周围已无渗液、皲裂，干燥、瘙痒明显缓解，仍有少量结痂，右乳肿块较前质软，按之应指，肤色暗红，肤温稍高，穿刺口可见少许黄稠分泌物渗出。

1. 内治

守前方，若月经来潮则停服中药。

2. 外治

患者取右侧卧位，自乳晕边缘穿刺口探入探针，向右乳内侧、内上、上方探及一扇形脓腔，深约 6cm，脓腔底部质韧，部分脓腔边缘接近皮下，用刮匙搔刮脓腔内脓腐及瘀血、不同型号干湿棉捻反复捻除脓腐，共清出脓血混合物约 50ml。向右乳内上、内侧各置入 1 条提脓药捻（长度均为 6cm），以土黄连液湿纱隔开提脓药捻外露部分与皮肤，土黄连液湿纱外敷溃口，加味金黄散水蜜膏外敷肿块处，弹力绷带包扎。

此后连续 3 日采用中药化腐清创术治疗，更换提脓药捻。

三诊：2019 年 11 月 11 日。

患者右乳肿痛较前减轻，湿疹较前加重，纳可，眠差，大便质稀，日一行，小便调，舌淡红，苔白腻，脉滑。

专科检查：右乳皮肤可见淡黄色渗液结痂，局部皮肤暗红，肤温不高，疮口引流通畅。

中医证型：脾虚湿阻，余毒未清。

1. 内治

治法：健脾益气，扶正托毒。

方药：参苓白术散加减。

黄芪 15g，五指毛桃 20g，怀山药 15g，茯苓 15g，白术 15g，白扁豆 20g，薏苡仁 30g，桔梗 10g，陈皮 15g，莲子 15g，砂仁 10g（后下），炒麦芽 15g，炒稻芽 15g。

共 4 剂，每日 1 剂，水煎 2 次，日服 2 次。月经期停服中药，下次经前 4 天开始服用初诊处方。

2. 外治

以土黄连液消毒右乳后，自乳晕旁穿刺口拔出 2 根提脓药捻，可见脓稠抱袋，探针探查脓腔底部质软，以不同型号的棉捻捻除脓腐，引出少量暗红色分泌物（约 10ml），无脓液引出。将 2 条土黄连液纱条用球头探针推送，令纱条填满脓腔，露出疮口外的部分长约 2cm，用自拟湿疹方及土黄连液混合外敷，棉垫、绷带加压包扎。

2019 年 11 月 12 日换药记录：右乳肿痛较前减轻，右乳湿疹渗液较前加重，分泌物有异味。取出土黄连液湿纱，见右乳内上方乳晕旁扇形脓腔，棉捻可捻出少量白色脓腐，脓液清稀，以纱块叠瓦状向下压迫，以湿疹方浓煎剂与土黄连液混合外敷，棉垫加压、绷带绑缚收口。嘱患者每日加压 12 小时后即可解开绷带，使右乳将溃坏脱落之皮肤保持干爽，避免潮湿郁热，利于康复。每日药水溻洗后将青黛散用麻油调成糊状外敷患乳。

2019 年 11 月 13 日换药记录：右乳湿疹较前减轻，渗液减少，仍有瘙痒，取出土黄连液纱条，未见脓腐组织附着，可见少量清稀脓液流出，以棉捻捻腐亦未见脓腐组织，脓腔大小同前。以燕尾纱块叠瓦状向下压迫，以湿疹方浓煎剂与土黄连液混合外敷，棉垫加压、绷带绑缚收口。

四诊：2019 年 11 月 14 日。

患者右乳湿疹较前加重，渗液、瘙痒明显，纳眠可，二便调，舌淡红，苔白腻，脉缓滑。

专科检查：右乳创面愈合尚可，局部皮肤少量干燥脱屑、瘙痒，无渗液、结痂，触按肤色不变，无明显压痛。

1. 内治

守前方。

2. 外治

嘱患者每日以湿疹方浓煎剂与土黄连液混合溻洗，后将青黛散用麻油调成糊状外敷患乳。

2 周后湿疹痊愈，3 个月内每月复诊 1 次，坚持参苓白术散与消痈溃坚汤交替内服，随症加减。6 个月后随访，患者右乳肿块未复发，双乳外观对称。

【按语】

本案患者为单侧乳房肿块和乳晕周围皮肤湿疹，需与乳头乳晕湿疹样癌鉴别。乳头乳晕湿疹样癌（Paget disease）以乳头乳晕区出现湿疹样皮损伴瘙痒为主要症状，常被误诊为湿疹。湿疹通常发生于双侧乳房，间歇发作，皮肤潮湿，皮疹边界模糊，乳头可不受累；乳头乳晕湿疹样癌多见于单侧，持续进展，皮肤潮湿或干燥，皮疹边界清晰，乳头总是受累。患者初诊时，林毅教授详细询问病史，结合患者临床表现、外院乳腺钼靶摄片及活检结果，排除乳头乳晕湿疹样癌可能，明确肉芽肿性乳腺炎诊断。

初诊时，由于患乳皮肤湿疹严重，且肿块脓成未透，故采用内服为主的方法，配合外洗先令湿疹消退。待脓已成熟，二诊才使用化腐清创术治疗。患乳脓腔靠近皮下，需注意保护皮肤，以棉捻轻柔捻净皮下脓腐，避免残留肉芽组织生长，引起红皮、溃破。至收口阶段，此案在外治上又面临一个难点：加压绑缚有利于脓腔愈合，却不利于湿疹恢复。因此，三诊时通过内服参苓白术散扶正托毒，同时配合土黄连液纱条填塞脓腔利于生肌长肉，避免空腔形成，适当缩短加压包扎时间，并配合湿疹方及土黄连液外洗、青黛散调糊外敷等方法，在促进创面愈合的同时减少对湿疹的不良影响。四诊疮面初步愈合，明确其下方无空腔形成后，无需再行绷带包扎，以利于湿疹康复。因外治得法，进退有度，患者症状明显改善，迅速康复。

（刘 畅 文灼彬）

案 7 肉芽肿性乳腺炎急性发作案

洪某，女，24 岁。初诊时间：2020 年 3 月 9 日。

【主诉】左乳肿痛 3 个月余，加重伴破溃流脓 3 天。

【现病史】患者于 2019 年 12 月中旬发现左乳肿块伴疼痛，症状逐渐加重，遂至当地医院就诊。该院行左乳肿物穿刺，病理提示左乳肉芽肿性乳腺炎。2019 年 12 月—2020 年 2 月接受糖皮质激素治疗，初始口服剂量为泼尼松 30mg，每日 1 次，其间肿块一度缩小，后改为泼尼松 20mg，每日 1 次，肿块缓慢缩小。2020 年 2 月 22 日，患者因故自行停药，停药后肿块无明显变化。3 天前，患者左乳受撞击后肿痛明显加重，并出现局部破溃流脓。为求进一步诊治，遂来诊。症见：左乳肿痛，以内侧为主，左乳 9 点可见一溃口，有大量脓液流出，色黄，质稠，左乳疼痛，伴口干口苦，无发热，眠差，二便调，舌红，苔黄腻，脉弦。

【既往史及家族史】既往体健，否认乳腺癌及其他恶性肿瘤家族史。

【月经史及生育史】既往月经规律，末次月经 2 月 24 日。G1P1A0，2017 年 5 月剖宫产，哺乳 6 个月。

【专科检查】左乳红肿，以内侧为著，肤温升高，左乳 9 点见一溃口，伴大量脓液流出，色黄，质稠，周围皮肤水肿、菲薄。左乳头无内陷（图 16-2）。

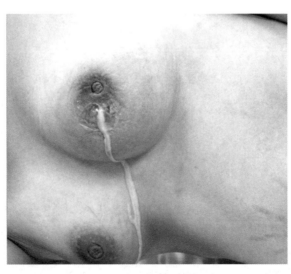

图 16-2　案 7 初诊乳房照片

【辅助检查】血常规：WBC $16.4 \times 10^9/L$，NEUT% 72%。

【诊断】

1. 西医诊断：左乳肉芽肿性小叶性乳腺炎。

2. 中医诊断：乳痈（急性期，肿块、脓肿混合型）。

中医证型：毒盛肉腐。

【治疗】

1. 内治

治法：清热软坚，透脓托毒。

方药：自拟消痈溃坚汤加减。

炮山甲 10g（先煎），皂角刺 30g，漏芦 30g，蒲公英 15g，炒王不留行子 15g，丝瓜络 15g，桔梗 10g，郁金 15g，青皮 15g，白术 30g，枳实 15g，浙贝母 15g，天花粉 15g。

共 3 剂，每日 1 剂，水煎 2 次，日服 2 次。

2. 外治

行中药化腐清创术。局部消毒后，经左乳 9 点溃口探针探查，探及左乳 5 点至 1 点及乳晕后脓肿，深约 9cm，有大量脓性物流出。以棉捻、刮匙清除脓腐组织，量约 100ml，经左乳溃口置入提脓药捻 1 条、土黄连液纱条 2 条，以土黄连液湿纱及加味金黄散水蜜膏外敷，使用弹力绷带"8"字形包扎固定。

二诊：2020 年 3 月 10 日。

患者左乳肿痛明显减轻，睡眠改善，纳可，舌红，苔黄腻，脉弦。

专科检查：左乳肿胀较前明显消减，肤色潮红，肤温稍高，9 点位溃口可见暗红色分泌物流出，局部皮肤水肿菲薄、水肿稍减。

辅助检查：乳腺彩超：左乳肉芽肿性乳腺炎，左乳 7—1 点混合不均质回声（36mm×34mm×13mm），左乳 7—11 点低回声（51mm×44mm×24mm），左乳 7—1 点皮肤增厚（5mm），弥散型并局灶坏死及脓肿形成，BI-RADS 4a。血常规：WBC $8.8 \times 10^9/L$，NEUT% 63%。

1. 内治

守前方，每日 1 剂，水煎 2 次，日服 2 次。

2. 外治

行中药化腐清创术。局部消毒后，经左乳 9 点溃口取出提脓药捻和引流纱条，见暗红色脓血性物自溃口流出。以棉捻、刮匙清除脓腐，约 30ml。经左乳溃口置入土黄连液纱条 3 条，土黄连液湿纱及加味金黄散水蜜膏外敷。

三诊：2020 年 3 月 11 日。

患者左乳红肿疼痛明显缓解，口干，无口苦，纳眠、二便如常，舌淡红，苔薄黄，脉弦。

专科检查：左乳肿胀较前明显减轻，肤色潮红减轻，肤温稍高，皮肤水肿改善。

辅助检查：乳腺彩超：左乳 9—10 点炎性病灶，大小 45mm × 19mm。血常规未见异常。

中医证型：脾虚湿热内蕴。

1. 内治

治法：健脾化湿，生肌收口。

方药：参苓白术散加减。

黄芪 30g，五指毛桃 20g，怀山药 15g，茯苓 15g，白术 30g，砂仁 10g（后下），白扁豆 20g，桔梗 10g，莲子 15g，陈皮 15g，薏苡仁 30g，生姜 12g，红枣 15g。

共 3 剂，每日 1 剂，水煎 2 次，日服 2 次。

2. 外治

行中药化腐清创术。局部消毒后，经左乳 9 点溃口取出引流纱条，以棉捻清除残余脓腐，约 5ml，棉捻捻见血色鲜红，予收口。纱块叠瓦状加压，弹力绷带加压包扎。

四诊：2020 年 3 月 14 日。

患者左乳无明显疼痛，无口干口苦，二便调，舌淡红，苔白，脉濡。

辅助检查：乳腺彩超：左乳9—10点炎性病灶，大小45mm×19mm。血常规未见异常。

1. 内治

守三诊方，共7剂，每日1剂，水煎2次，日服2次。

2. 外治

拆除弹力绷带，左乳溃口无明显渗出，内可见肉芽生长。予土黄连液外洗，土黄连液湿纱外敷，弹力绷带加压包扎。

患者于2020年3月21日复诊，局部溃口已愈合，无渗出。4月1日复诊，左乳无明显红肿疼痛，溃口愈合良好，无压痛。嘱内服中药消痈溃坚汤，每2日一剂，服10天后改每日一剂，服至月经来潮。若乳房局部症状无反复，则次月仅需经前4天服用消痈溃坚汤巩固。

至2020年7月15日随访，患者乳房肿痛未复发，乳房外形良好（图16-3、图16-4）。

【按语】

程山龄《外科十法》曰："凡治痈疽，口小脓多，则脓不出，或出而不尽，或薄脓可出，硬脓难出，以致瘀不去而新不生，延绵难愈。法当烂开大口，俾瘀脓尽出为善。"这种理念与西医学充分切开排脓的理念不谋而合。但现代人对于乳房外形美观的要求，使这种治疗方式有些不合时宜。为此，林毅教授提出以小切口进行引流，使用棉捻、刮匙充分排出脓腐，并以提脓药捻充分引流、化腐生肌，配合内服中药消痈排脓，既能满足充分排出脓腐的需求，令腐祛肌生，又能保护乳房外形，易于被患者接受，是具有独特优势的新时代中医特色疗法。

本案患者自行停服糖皮质激素，并在乳房外伤的诱因下，发生左乳痈急性发作。就诊时见左乳溃口有大量浓稠脓液溢出，白细胞计数明显升高，属毒盛肉腐，急当排脓祛腐。故外治方面予中药化腐清创术，通过排脓祛腐使邪有出路，既能满足充分排脓的需要，也能达

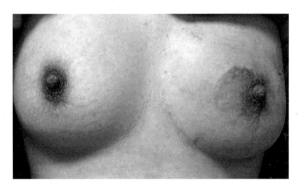

图 16-3　案 7 随访乳房照片 1

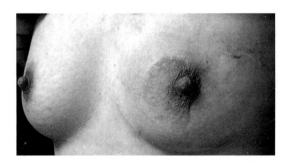

图 16-4　案 7 随访乳房照片 2

到小切口的美容效果。内治方面配合林毅教授自拟的消痈溃坚汤加减，去偏于敛降的牡蛎，加浙贝母、天花粉清热软坚，共达透脓托毒之效，使炎症得以快速控制，血象恢复正常。二诊清除残余脓腐组织后，填塞土黄连液纱条，不仅起到引流的作用，还有止血和拔毒生肌的功效。

三诊脓腐尽祛，当生肌敛疮。林毅教授认为，脾主四肢肌肉，为气血生化之源，故收口时当以健脾化湿、生肌长肉为要，治以参苓白术散加黄芪敛疮生肌、生姜祛湿化痰。此时外治法需采用加压包扎的方式减少局部出血，促进伤口愈合。因离经之血便成瘀，若未加压，或加压不当，可使局部瘀血积聚，影响气机运行和气血化生，延缓愈合，甚则迁延难愈，不可不知。

视频9
肉芽肿性乳腺炎急性发作案外
治法操作

（刘　畅　文灼彬　井含光）

案8　老年肉芽肿性乳腺炎案

黄某，女，72岁。初诊时间：2020年4月24日。

【主诉】右乳红肿疼痛10天。

【现病史】患者于10天前无明显诱因出现右乳疼痛，4月16日外院彩超提示右乳实性占位，大小约14mm×10mm，建议手术切除送病理检查。患者为求进一步治疗，至林毅教授门诊就诊。症见：右乳红肿热痛，无发热，纳眠差，口干，二便调，舌暗红，苔黄腻，舌下络脉青紫，脉弦滑。

【既往史及家族史】有高血压病史10余年，最高血压160/90mmHg，现口服厄贝沙坦控制血压。10年前行阑尾切除术。否认其他手术、外伤、重大内科疾病史。

【月经史及生育史】14岁初潮，52岁停经，既往月经规律。G2P2A0，未哺乳。

【专科检查】右乳红肿，累及右乳晕后及内侧，直径约5cm，肤温升高，按之应指，边界欠清，触痛明显，左乳未及肿物，双腋下未扪及肿大淋巴结。

【辅助检查】乳腺钼靶：右乳晕炎症，BI-RADS：2类。乳腺彩超：右乳晕后炎症改变，未见明显坏死及脓肿形成，大小约31mm×26mm×15mm，BI-RADS：4a类。

【诊断】

1. 西医诊断：右乳肉芽肿性乳腺炎。

2. 中医诊断：乳痈（急性期）。

中医证型：热毒壅盛。

【治疗】

1. 内治

治法：清热解毒，软坚散结。

方药：自拟消痈溃坚汤加减。

炮山甲 10g（先煎），牡蛎 30g（先煎），郁金 15g，皂角刺 30g，漏芦 30g，蒲公英 15g，皂角刺 30g，炒王不留行子 15g，丝瓜络 15g，桔梗 10g，青皮 15g，白术 30g，枳壳 15g。

共 7 剂，每日 1 剂，水煎 2 次，日服 2 次。

2. 外治

常规消毒，注射器经右乳脓肿低垂位穿刺抽液，抽出脓血性液 2ml，送液基薄层细胞学检查（TCT）。局麻后经穿刺口切开，切口长约 0.5cm，以棉捻探查，见少量脓血流出，量约 1ml。经切口置入提脓药捻引流，土黄连液湿纱隔开提脓药捻外露部分与皮肤，加味金黄散水蜜膏敷贴右乳，弹力绷带"8"字形交叉包扎固定。

二诊：2020 年 4 月 25 日。

患者右乳疼痛稍减，面色萎黄，纳眠改善，大便稍干，舌暗红，苔黄腻，舌下络脉青紫，脉弦滑。

专科检查：右乳红肿明显减退，右乳切口留置的提脓药捻固定在位，切口周围皮肤稍红，肤温稍高，触痛减轻。

辅助检查：血常规：WBC 11.04×10^9/L，NEUT% 66.1%。泌乳素（PRL）：348.3mIU/L。

1. 内治

守前方。

2. 外治

常规消毒，取出右乳留置的提脓药捻，见少量脓血性物流出，量约 1ml，以棉捻捻腐，见少量脓腐附着，经切口置入提脓药捻引流，土黄连液湿纱隔开提脓药捻外露部分与皮肤，加味金黄散水蜜膏敷贴右乳，弹力绷带"8"字形交叉包扎固定。

为予进一步治疗收入院。入院后内服中药守前方，继予土黄连液及加味金黄散水蜜膏外敷右乳。完善相关检查，排除禁忌证后，于2020年4月28日在彩超引导下行右乳肿物穿刺活检术及切开引流术。术中以刮匙自切口搔刮，引出少许黄色黏稠脓液，量约2ml，搔刮可见少许炎性坏死组织及瘀血，引流物送细菌培养，外敷土黄连液湿纱、消肿止痛膏（广东省中医院院内制剂）。术后每日换药，并予捻腐清创；内服中药以消痈溃坚汤加减。经治疗后患者右乳红肿疼痛缓解，切口愈合，右乳无明显触痛，皮色、肤温正常，无明显渗出。于2020年5月7日出院。

三诊：2020年5月26日。

患者右乳肿块明显变软，无红肿疼痛，无渗出，皮色、肤温正常，无明显水肿，纳眠可，二便调，舌淡暗，苔黄，舌下络脉青紫，脉弦细。

辅助检查：2020年4月29日（右乳肿物）穿刺病理：右乳肿物呈慢性炎症改变，形态符合肉芽肿性乳腺炎。

中医证型：湿热蕴胃。

治法：健脾化湿，软坚散结。

方药：消痈溃坚汤加减。

牡蛎30g（先煎），郁金15g，炒王不留行子15g，桔梗10g，丝瓜络15g，皂角刺30g，白术30g，荔枝核15g，浙贝母15g，薏苡仁30g，布渣叶15g，茯苓15g。

共7剂，每日1剂，水煎2次，日服2次。

2020年9月随访，患者双乳无不适，右乳未及僵块，右乳外形保持优良，无明显瘢痕，未见复发。

【按语】

肉芽肿性小叶性乳腺炎好发于育龄期女性，老年发病者少见。《类经》云："五十岁，肝气始衰，肝叶始薄，胆汁始减，目始不明。六十岁，心气始衰，苦忧悲，血气懈惰，故好卧。七十岁，脾气虚，皮肤枯。八十岁，肺气衰，魄离，故言善误。九十岁，肾气焦，四脏经脉空虚。百岁，五脏皆虚，神气皆去，形骸独居而终矣。"林毅教授认为老年精气渐衰，故虚者多，郁者少。治疗上参"燮理阴阳，立法衡通"理论，以祛腐生肌为主要原则，更加重视固护脾土。本案患者72岁，急性起病，就诊时右乳脓肿形成，故予中药化腐清创术，留置提脓药捻，以期充分引流。操作中注意动作轻柔，减少刺激。内治以自拟消痈溃坚汤加减。方中穿山甲、牡蛎均味咸性寒，咸能软坚，寒可清热，其中牡蛎尤擅软坚，穿山甲功能通经下乳、消肿排脓，林毅教授常在乳腺炎性疾病中配伍应用。漏芦、蒲公英苦寒直折，清在里之热毒以消痈散结，漏芦又擅下乳，合丝瓜络、炒王不留行子共奏下乳消肿之功。桔梗、皂角刺轻宣上行，可托毒外出，消痈排脓。更以郁金、青皮宣泄郁结，使热毒无所生，复以白术、枳壳健脾理气，固护脾土。

二诊患者症状减轻，然考虑患者年老体弱，仍收入院以便观察治疗。排除禁忌证后，即对右乳病灶充分清创，清除残余脓腐组织，并以清热解毒、消肿止痛之土黄连液、加味金黄散水蜜膏外敷，继予口服消痈溃坚汤加减内外并举。经治后患者右乳红肿热痛明显缓解，右乳肿块变软，故三诊在前方基础上减清热解毒、消痈排脓之穿山甲、漏芦、蒲公英、炒王不留行子；去理气之青皮、枳壳；而加软坚散结之荔枝核、浙贝母，健脾化湿之茯苓、薏苡仁、布渣叶以固护脾土。林毅教授强调，老年肉芽肿性乳腺炎不可过用苦寒，恐其损伤脾胃，反致迁延。

（文灼彬）

二、其他类型乳腺炎医案

案1 浆细胞性乳腺炎脓肿期案

张某，女，29岁。初诊日期：2014年9月23日。

【主诉】左乳肿物伴红肿疼痛13天。

【现病史】患者于2014年9月10日自检发现左乳肿物，伴局部少许红肿热痛，无发热、恶寒等不适，外院乳腺彩超提示左乳乳汁淤积可能，热敷后上述症状加重，复查乳腺彩超提示左乳原病灶较前增大，考虑不除外乳腺炎，予头孢曲松静滴抗感染治疗，症状未改善。1 天前，患者发现左乳肿物中央变软、破溃，遂来门诊就诊。症见：左乳肿物，局部皮肤潮红、肿胀，低热（体温 37.8℃），脘痞泛恶，无咳嗽、咳痰等症状，纳眠一般，二便调，舌红，苔黄腻，脉弦数。

【既往史及家族史】1 年前行剖宫产术，否认乳腺癌家族史。

【月经史及生育史】末次月经 2014 年 9 月 10 日，经期 5 天，周期 30 天。G1P1A0，初产 28 岁，产后哺乳约 4 个月，左乳乳汁分泌不畅。

【专科检查】双乳外观稍欠对称，左乳头呈一字形内陷，右乳头无明显指向性改变，双乳头无明显溢液，左乳外上、外侧、外下可触及一范围约 6cm×6cm 的肿物，边界不清，局部皮肤潮红、肿胀，肤温增高，左乳头外侧可见一溃口，有少许脓血性液体流出，双腋下未及肿大淋巴结。

【辅助检查】血常规：WBC $10.2×10^9$/L，NEUT#$6.73×10^9$/L。血沉：51mm/h。乳腺彩超：左乳弥漫混合不均质回声，不除外肉芽肿性乳腺炎（弥漫性并局灶坏死及窦道形成，迁延期可能）；双腋下淋巴结肿大声像（良性形态）；双乳腺增生。

【诊断】

1. 西医诊断：左乳浆细胞性乳腺炎。

2. 中医诊断：乳痈（脓肿期）。

中医证型：湿热蕴胃。

【治疗】

1. 内治

治法：清化湿热。

方药：藿香正气散加减。

佩兰 15g，绵茵陈 15g，藿香 15g，灯心草 1 扎，紫苏 15g，荷叶 30g，竹茹 15g，怀山药 15g，茯苓 20g，白术 30g，五指毛桃 20g，蒲公英 15g。

共 2 剂，每日 1 剂，水煎 2 次，日服 2 次。

2. 外治

留取溃口脓血性液体送细菌培养＋药敏试验。用空芯针穿刺左乳头后方肿块，送病理检查。以探针探入溃口，脓腔深度约 3cm，范围较大，部分延伸至皮下，脓腔底部质韧。以小号刮匙搔刮溃口周围皮下脓腐。用干棉捻捻净瘀血脓腐，留置提脓药捻 3 条（自溃口分别向左乳 2 点、4 点、乳晕后，长度分别为 4cm、4cm、3cm），以土黄连液湿纱隔开提脓药捻外露部分与皮肤，外敷土黄连液湿纱及加味金黄散水蜜膏，以弹力绷带 "8" 字形交叉包扎固定。

二诊：2014 年 9 月 25 日。

患者左乳肿痛较前稍减，自觉有跳痛感，脘痞减轻，无发热，胃纳改善，眠可，二便调，舌红，苔黄腻，脉弦。

专科检查：左乳肿物较前缩小，质软，按之应指，局部肤温稍高，肤色潮红。

辅助检查：泌乳素：1 096.4mIU/L。

中医证型：胃热壅盛。

1. 内治

治法：软坚排脓，解毒散结。

方药：自拟消痈溃坚汤加减。

穿山甲 10g（先煎），生牡蛎 30g（先煎），皂角刺 30g，漏芦 30g，桔梗 10g，蒲公英 15g，炒王不留行子 15g，郁金 15g，青皮 15g，丝瓜络 15g，莱菔子 15g，白术 30g。

共 2 剂，每日 1 剂，水煎 2 次，日服 2 次。

2. 外治

患者取右侧卧位，拔除提脓药捻，见脓稠抱袋，以探针探及脓腔形态不规则，向左乳外上、外侧、乳晕后方延伸，部分延伸至皮下，脓腔内通畅，脓腔基底部质韧。以刮匙搔刮，刮出黄白色坏死组织及脓性分泌物约 50ml。以干棉捻捻净脓腔内暗红色烂肉样组织。以土黄连液冲洗残腔，留置提脓药捻 3 条（自溃口分别向左乳 2 点、4 点、乳晕后，长度分别为 4cm、4cm、3cm），以土黄连液湿纱隔开提脓药捻外露部分与皮肤，外敷土黄连液湿纱及加味金黄散水蜜膏，以弹力绷带"8"字形交叉包扎固定。

2014 年 9 月 26 日换药记录：取出提脓药捻，探针探查脓腔通畅，左乳外上脓腔底部质软，外侧、乳晕后脓腔底部稍韧，刮匙搔刮、棉捻捻净，共清除暗红色液体约 10ml。左乳外上以纱块叠瓦状向下压迫，向左乳外侧、乳晕后脓腔留置提脓药捻（长度均为 3cm），外敷土黄连液湿纱及加味金黄散水蜜膏，以弹力绷带"8"字形交叉包扎固定。

三诊：2014 年 9 月 27 日。

患者左乳肿胀疼痛明显减轻，偶有刺痒感，纳眠稍差，二便调，舌淡，苔薄白，脉弦细。

专科检查：左乳肿物较前明显减小，肤色淡红，肤温不高，无明显压痛。

辅助检查：病理：（左乳头后方组织）符合浆细胞性乳腺炎，（左乳脓腔清除物）符合浆细胞性乳腺炎，伴局灶肉芽肿性乳腺炎。脓液细菌培养：未见细菌生长。

中医证型：湿浊中阻。

1. 内治

治法：健脾化湿。

方药：参苓白术散加减。

怀山药 15g，茯苓 15g，白术 15g，党参 15g，白扁豆 20g，薏苡仁 30g，桔梗 10g，陈皮 10g，莲子 15g，砂仁 10g（后下），川朴 15g，枳壳 15g，生姜 3 片。

共 3 剂，每日 1 剂，水煎 2 次，日服 2 次。

2. 外治

拔除提脓药捻 2 条，以棉捻捻腐，清出暗红色液体约 5ml，未见明显脓腐，探针探查未及新发脓腔和窦道，脓腔底部质软。以土黄连液湿纱外敷左乳，燕尾纱块叠瓦状加压包扎收口。

此后 2 周内患者隔 3 天至门诊换药 1 次，1 周后见溃口愈合良好，左乳外侧可触及一肿块，大小约 2cm×1cm，质韧，肤温不高，皮色不红，按之不痛。内治继续服用参苓白术散加减，经前 4 天换服消痈溃坚汤。外治以四子散药包热敷左乳。持续服药 1 个月。

2015 年 4 月复诊，左乳无肿块、无疼痛，双乳外观对称，无明显外形改变。随访至今，乳腺炎无复发，患者于 2018 年 3 月生育二胎，哺乳 1 年，双乳未见乳汁分泌不畅。

【按语】

本案为浆细胞性乳腺炎脓肿初期阶段，患者就诊及时，未经延误，故疗程较短、疗效显著。初诊时虽左乳已出现溃口，但触诊左乳肿块韧硬，探针探查脓腔基底质韧，结合影像学检查判断左乳肿块仍有部分脓成未透。此时不适合大范围刮捻脓腐，但是必须及时清理皮下坏死组织，以防皮肤进一步破损。因此，初诊仅于溃口周围皮下刮捻，并留置提脓药捻。待二诊时，脓成已熟，方可用刮捻等方法清除脓腐。化腐清创术后，根据脓腔内不同位置脓腐清除情况判断是否继续使用提脓药捻，脓已尽者先收口。由于治疗及时，尚未形成多发脓腔和窦道，易向愈。

患者非哺乳期起病，以左乳肿物、疼痛为临床表现，肿块形态不规则、脓成不畅，未伴恶寒、发热等症状，需在浆细胞性乳腺炎、肉芽肿性乳腺炎、乳腺结核之间鉴别。浆细胞性乳腺炎伴有乳头内陷畸形者占 70.66%，起病时因病变累及导管，临床表现多以乳晕区肿块为早期症状；加之乳头后方腺体间隙疏松，往往先在乳晕后方形成脓腔，再向周围腺体间隙蔓延。而肉芽肿性乳腺炎起病即在周围腺体，多见乳房边缘肿块，逐渐向乳晕区发展，或侵及其他腺叶，导致多发脓肿、窦道。两者在病理检查上均可见到相似的炎细胞浸润，但浆细胞性乳腺炎在乳头后方组织中可见典型的导管扩张。两者在超声影像检查上也有类似的表现，如肿块形态、生长方向、边缘、后方回声改变、钙化特点、导管改变、皮肤改变、血供情况等方面均无显著差异，但 GLM 炎症多以乳腺终末小叶单位为中心，病灶呈多灶性分布，病变周围为纤维结缔组织，故易表现为不均匀回声，且病变靠近外周，容易造成周围组织炎症反应，导致回声增高；浆细胞性乳腺炎病灶主要以大导管为中心，肉芽肿改变较少见。

本案患者肿块延及左乳外上、外侧及乳晕后，将脓腔清除物及穿刺组织送病理检查，病理报告提示符合浆细胞性乳腺炎改变，诊断明确为浆细胞性乳腺炎。林毅教授认为，浆细胞性乳腺炎与肉芽肿性乳腺炎病名虽异，病机相同，治法互参。在本案脓成未透时，以自拟消痈溃坚汤软坚散结，并用提脓药捻促进阴阳杂错的疮面向阳性疮面转化，待脓成透彻则"以通为用"，使祛邪务尽。林毅教授强调，本病及肉芽肿性乳腺炎的治疗，应在不同时期做到"防火、救火、熄火"。早期脓未成之时以"防火"为主，预防肿块成脓；脓成之后要"救火"，通过内外合治的方法使脓成透彻、排脓顺畅，避免窦道形成和皮肤的破坏；后期正气渐弱、邪气残留，则要注意"熄火"，以内服中药及四子散药包热敷促进僵块消散，避免死灰复燃。在"燮理阴阳，立法衡通"的理论指导下，患者顺势康复，疗效确切。

（刘 畅 张 旭 赖米林）

案 2 浆细胞性乳腺炎瘘管期案

王某，女，38 岁。初诊日期：2018 年 12 月 24 日。

【主诉】发现左乳肿物伴疼痛 8 个月余。

【现病史】患者于 2018 年 4 月底自检发现左乳肿物伴疼痛，局部无红热，双乳头无溢液，至当地医院就诊，乳腺彩超提示左乳非哺乳期乳腺炎，穿刺病理检查提示乳腺纤维囊腺病，予甲泼尼龙片、甲磺酸溴隐亭片、左氧氟沙星片、乳增宁片口服，患者左乳疼痛较前稍缓解，肿物未见缩小。后左乳肿物穿刺口有少量脓液流出，经切开引流后肿痛减轻，予口服他莫昔芬（2018 年 6 月 20 日—2018 年 10 月 6 日）、消癖片及静滴头孢呋辛钠，患者左乳肿块较前变软、缩小。2018 年 10 月 6 日起口服中药治疗，其间偶有少量脓液自穿刺口流出，换药后穿刺口愈合。2018 年 12 月 1 日，患者再次出现左乳肿物疼痛破溃，经换药治疗，左乳肿痛减轻，溃口未愈合。患者为求中医治疗来诊。症见：左乳肿物稍疼痛，边界不清，局部肤色暗红，无发热恶寒，无皮疹和下肢结节性红斑，纳眠一般，二便调，舌红，苔薄黄腻，脉弦。

【既往史及家族史】否认乳腺癌及其他恶性肿瘤家族史。

【月经史及生育史】末次月经 2018 年 11 月 15 日，经期 5 天，周期 30 天。G3P2A1，2005 年 6 月、2014 年 9 月于外院行剖宫产术，余无特殊。

【专科检查】双乳外观尚对称，左乳头内陷，无明显指向性改变，左乳头多孔多量被动性溢液，淡黄色，陈旧乳汁样，左乳可触及一肿物，边界不清，范围约 6cm×4cm，延及左乳内上、外上及乳头上方，局部肤温不高，略有压痛及波动感，左乳内上见一穿刺口，大小约 2cm×2cm，可见少量清稀分泌物流出，内见淡红色组织，穿刺口边缘淡白，周围皮肤暗红。

【辅助检查】2018 年 4 月 25 日当地医院乳腺彩超：左侧乳腺低回声灶（11—1 点位，大小约 33mm×26mm），BI-RADS 分类：4a 类（考虑非哺乳期乳腺炎）。（左乳肿物）穿刺病理：符合乳腺纤维囊腺病细胞学形态，涂片背景可见部分乳汁样物。2018 年 12 月 24 日本院血常规、血沉、CRP、催乳素未见明显异常。乳腺彩超：左乳不均质低回声区，考虑慢性乳腺炎声像［较大范围约 24mm×12mm（10 点，向皮下延伸）、21mm×7mm（1 点乳头旁）］；左腋下淋巴结肿大（良性形态，大小约 13mm×6mm）。

【诊断】

1. 西医诊断：左乳浆细胞性乳腺炎。

2. 中医诊断：乳痈（瘘管期）。

中医证型：湿热蕴胃。

【治疗】

1. 内治

治法：软坚排脓，清热散结。

方药：自拟消痈溃坚汤加减。

穿山甲 10g（先煎），生牡蛎 30g（先煎），皂角刺 30g，漏芦 30g，桔梗 10g，蒲公英 15g，炒王不留行子 15g，郁金 15g，青皮 15g，丝瓜络 15g，虎杖 10g。

共 5 剂，每日 1 剂，水煎 2 次，日服 2 次。

2. 外治

予左乳头拔罐治疗（避开溃口），拔罐后以棉签清除乳头分泌物，以土黄连液清洗乳头。

以无菌镊夹除左乳溃口周围灰白色坏死组织，用探针自溃口探入，探及内上、内侧窦道通畅（深度分别为 4cm、3cm），以棉捻探入，可见窦道内少量淡黄色分泌物。左乳外敷土黄连液湿纱、加味金黄散水蜜膏，持续 3 小时，每日 2 次。

嘱患者每日自行更换土黄连液湿纱和加味金黄散水蜜膏，隔日门诊换药、拔罐治疗，方法同上。

二诊：2018 年 12 月 29 日。

患者左乳疼痛较前减轻，溃口未愈，纳眠稍差，大便每日 2 行，偏溏，小便调，舌淡红，苔白腻，脉弦。

专科检查：左乳肿物较前缩小，局部肤温不高，肤色暗红，无波动感，无明显压痛，溃口周围皮瓣色暗，略内卷，无渗液。

中医证型：脾胃虚弱，痰浊中阻。

1. 内治

治法：健脾益气，生肌长肉。

方药：参苓白术散加减。

党参 20g，怀山药 15g，云苓 15g，白术 15g，桔梗 10g，陈皮 15g，砂仁 10g（后下），薏苡仁 30g，白扁豆 20g，黄芪 30g。

共 5 剂，每日 1 剂，水煎 2 次，日服 2 次。

2. 外治

以探针探查窦道通畅，棉捻未见脓腐组织。用无菌剪刀修剪溃口边缘坏死皮缘，以生肌油纱覆盖保护疮面，蝶形胶布牵拉收口，外敷土黄连液湿纱，以纱块叠瓦状压迫原脓腔位置，垫棉加压绑缚 3 日。

嘱患者每日门诊换药，更换生肌油纱和土黄连液湿纱。

三诊：2019 年 1 月 3 日。

患者左乳溃口愈合，无红肿疼痛，纳眠可，二便调，舌淡，苔薄白，脉弦。

专科检查：左乳溃口愈合，溃口周围皮肤色淡红，无压痛，肤温不高；左乳 10 点位可触及一肿物，大小约 2cm×2cm，无压痛。

1. 内治
守前方，共 7 剂，每日 1 剂，水煎 2 次，日服 2 次。

2. 外治
予四子散药包热敷左乳。

此后患者每周于门诊复诊，曾有 2 次左乳肿块肤色淡红，予加味金黄散水蜜膏外敷后消退。患者服用参苓白术散加减方 3 个月后，查体未及左乳肿块，双乳外观对称。2019 年 6 月复查乳腺彩超未见明显异常。2020 年 2 月电话随访，左乳炎症未复发。

【按语】

本案患者以左乳肿物伴疼痛为主要症状，根据病史、症状、体征及相关辅助检查，明确诊断为浆细胞性乳腺炎。患者病程较长，左乳多条窦道形成，溃口久不愈合，疾病已进入瘘管期。林毅教授认为此时应以内治为主，辅以外治。

脓液由气血化生，是正气载邪外出的表现。"煨脓长肉"时若见浓稠抱袋，脓液色泽鲜明、略有腥味，是气血充盈的顺证，反之为逆证。患者初诊时溃口久不愈合，脓液稀薄，肉芽增生，已表现出正气渐衰之势。此时频繁清创反而会延缓疮面愈合，应以透托为法，促进"煨脓长肉"。故初诊予软坚排脓、解毒散结之消痈溃坚汤加减内服，考虑患者湿热内蕴，故去行气下气之莱菔子及辛温之白术，加虎杖清热除湿，配合外用加味金黄散水蜜膏，令肿消痛减，继而二诊清理阻碍疮面愈合的坏死皮瓣和肉芽，以生肌油纱促进愈合，配合蝶形胶布牵拉收口。

二诊时患者纳眠差而便溏，是正气进一步亏虚的表现。《金匮要略·水气病脉证并治》提及"趺阳脉伏，水谷不化，脾气衰则鹜溏"，可见患者中焦胃气已虚，不能消磨水谷、充养营卫，因此出现纳差眠差等症状；胃气亏虚导致气血生化乏源，不能生肌长肉，因此溃口久不愈合。此时应以扶正为主，选方参苓白术散加黄芪益气健脾，以助生肌长肉，健脾化湿令痰无所生，方效与病势相应，故三诊疮面顺利愈合。

（刘　畅　别凤杰）

案3　乳晕下脓肿案

高某，女，29岁。初诊日期：2019年5月24日。

【主诉】反复左乳肿痛4个月余，加重伴局部红热1个月余。

【现病史】患者于2019年1月无明显诱因出现左乳肿物，伴局部疼痛，乳头可挤出黄白色分泌物，未予重视及诊治。后出现局部红热并破溃，破溃后左乳红肿疼痛缓解。1个月前，左乳头出现血性分泌物，随后左乳肿块增大，局部皮肤红肿，遂于2019年4月16日至外院门诊就诊，予穿刺抽脓、中药内服外用治疗，症状缓解不明显。2019年5月7日再次于该院门诊行穿刺抽脓，局部红肿稍缓解。2019年5月22日，左乳红肿处出现破溃流脓，遂至林毅教授门诊就诊。症见：左乳肿物，局部红肿疼痛，左乳可见一处溃口，局部少许淡黄色渗液，无恶寒发热、咳嗽、关节肿痛等不适，纳眠可，二便调，舌红，苔黄腻，脉弦。

【既往史及家族史】既往体健，否认乳腺癌家族史。

【月经史及生育史】14岁初潮，平素月经规律，周期30~35天，经期3~4天，末次月经2019年4月31日。已婚未育。

【专科检查】双乳外观尚对称，左乳头内陷、一字畸形，左乳头可见白色粉渣样分泌物，左乳晕旁触及一肿物，大小约4.0cm×4.0cm，延及乳头后方，质韧，边界欠清，触痛，有波动感，局部皮肤潮红，乳晕旁可见一溃口，有少许淡黄色脓性渗液。

【辅助检查】乳腺彩超：左乳皮下低回声区，考虑乳腺炎并脓肿形成。

【诊断】

1. 西医诊断：左乳乳晕下脓肿。

2. 中医诊断：乳痈（成脓期）。

中医证型：湿热蕴胃。

【治疗】

1. 内治

治法：软坚排脓，解毒散结。

方药：自拟消痈溃坚汤加减。

穿山甲 10g（先煎），生牡蛎 30g（先煎），皂角刺 30g，漏芦 30g，桔梗 10g，蒲公英 15g，炒王不留行子 15g，郁金 15g，青皮 15g，丝瓜络 15g，莱菔子 15g，白术 30g。

共 3 剂，每日 1 剂，水煎 2 次，日服 2 次。

2. 外治

挂线疗法。患者取仰卧位，术区消毒铺巾。于左乳晕上缘波动感最明显处进针，于左乳肿物表面上方及乳房后间隙行浸润麻醉。沿左乳晕波动感最明显处切开，切口长约 0.5cm，引出黄白色混杂脓液，刮匙搔刮见少许坏死组织排出，以探针向乳头探查，与左乳头中央孔相连通，由左乳晕上缘切口向乳头中央孔留置提脓药捻挂线治疗。予土黄连液湿纱和加味金黄散水蜜膏外敷，棉垫包扎固定。

此后 3 天每天将提脓药捻向乳头方向拉动 0.5cm。

二诊：2019 年 5 月 27 日。

患者左乳疼痛减轻，无发热、关节疼痛等不适，纳眠可，二便调，舌红，苔薄黄，脉弦。

专科检查：左乳肿物较前变软、缩小，局部皮肤暗红，肤温稍高，压痛较前减轻。

1. 内治

守前方，共 2 剂，每日 1 剂，水煎 2 次，日服 2 次。

2. 外治

拔除提脓药捻，予乳头拔罐后见黄色黏稠脓液及少许暗红色液体，量约 5ml，再次予提脓药捻贯穿脓腔及乳头中央孔，外敷土黄连液湿纱、加味金黄散水蜜膏。

三诊：2019 年 5 月 29 日。

患者左乳少许隐痛，无恶寒、发热等不适，纳眠一般，二便调，舌淡红，苔薄白，脉细滑。

专科检查：左乳肿物较前变软，局部红肿消退，无明显压痛，肤温、肤色无明显异常。

中医证型：正虚邪恋。

1. 内治

治法：益气健脾，消肿散结。

方药：参苓白术散加减。

怀山药 15g，茯苓 15g，白术 30g，法半夏 15g，党参 20g，当归 15g，陈皮 15g，桔梗 10g，浙贝母 15g，山慈菇 15g，牡蛎 15g，郁金 15g，皂角刺 30g。

共 7 剂，每日 1 剂，水煎 2 次，日服 2 次。

2. 外治

拔除提脓药捻，见少许脓性分泌物附着，棉捻捻腐见少许脓腐组织，捻净后自挂线瘘管予土黄连液冲洗，外敷土黄连液湿纱，以纱块叠瓦状压迫原脓腔位置，垫棉加压绑缚 3 日。

患者 3 日后、7 日后、14 日后均于门诊复诊换药，疮面愈合，左乳外形良好。嘱患者自行使用硅胶罐进行左乳头拔罐，以土黄连液清洗乳头，每周 2 次，并注意保持乳头清洁，及时清除分泌物。2020 年 2 月 16 日随访，左乳炎症无复发。

【按语】

本案患者以左乳乳晕下反复发作脓肿为特点，肿块局限于乳晕后方，伴见左乳头内陷、一字畸形，病史和临床表现较为典型，符合乳晕下脓肿的特点。乳晕下脓肿是由乳腺大导管内鳞状上皮化生、角化，脱落的角化物和上皮充塞乳腺导管腔，导致乳腺导管破裂，角化物进入周围间质，继发感染，引起慢性炎症。脓肿如向皮肤破溃，可形成乳管瘘。本病易于反复发作，抗生素治疗和／或仅在溃口切开引流或清创的方法不能根治，只有切除鳞状化生的瘘管内口才能治愈。

传统手术方法治疗本病需完整切除病变的乳腺导管及瘘管，甚至需要楔形切除乳头，创伤较大，影响乳房外形。林毅教授改良药线脱管术，采用提脓药捻进行挂线治疗，使透脓祛腐药粉腐蚀瘘管及瘘管内口，令腐祛肌生；取出丝线或提脓药捻后以垫棉压迫法促进管腔愈合。在挂线期间，内服方药以疏肝清热、溃坚排脓为主；挂线结束后则转入健脾益气、生肌长肉之方，故三诊时内治选方参苓白术散加减，以党参、茯苓、白术、怀山药益气健脾，半夏、陈皮、郁金行气化痰，浙贝母、山慈菇化痰散结，牡蛎、皂角刺软坚散结，桔梗宣肺祛痰兼引药上行，当归养血活血，全方在益气健脾的基础上，行气化痰，通络和营，避免痰瘀等病理产物留滞乳络，导致疾病反复。

本病收口之后，预防复发的重要措施是矫治乳头畸形和保持乳头清洁。定期进行乳头拔罐能避免角化物在乳腺导管内堆积，是有效的预防方法。考虑患者自行操作闪火法进行拔罐有一定难度，林毅教授团队改良了拔罐材料，采用食品级硅胶制作硅胶罐，患者仅需按压罐底，再将罐口覆盖乳头轻放于乳晕区，就能产生负压，本方法可有效降低乳晕下脓肿的复发率。

（刘 畅 王 蕾）

案 4 顽固性乳晕下脓肿案

杨某，女，40 岁。初诊日期：2019 年 5 月 24 日。

【主诉】反复左乳红肿热痛 18 年余，复发加重 10 天。

【现病史】患者 18 年来反复左乳红肿热痛，伴乳头粉渣样分泌物，约每 2 个月发作一次，间断于门诊就诊，口服、外敷中药及穿刺排脓等治疗后症状可缓解。10 天前患者自觉左乳红肿热痛再发，伴局部皮肤瘙痒，乳头粉渣样分泌物，遂至林毅教授门诊就诊。症见：左乳肿物，局部红肿热痛，左乳头内陷并有少许粉渣样分泌物，无发热恶寒，无咳嗽、关节肿痛等不适，偶有嗳气反酸，纳眠一般，二便调，舌红，苔黄腻，脉弦。

【既往史及家族史】否认乳腺癌家族史。

【月经史及生育史】平素月经规律，末次月经 2019 年 5 月 16 日。G1P1A0，2012 年 4 月于外院行剖宫产术，产后未哺乳。

【专科检查】双乳外观尚对称，左乳头内陷，左乳头见少许粉渣样分泌物，左乳上方可及一肿物，范围约 4cm×3cm，质韧硬，边界欠清，活动度欠佳，压痛，可触及波动感（±），局部皮肤潮红、肿胀。

【辅助检查】血常规、CRP 未见异常。泌乳素：814.6mIU/L。乳腺彩超：左乳 12 点片状混合低回声区，结合病史考虑炎性肿块可能，建议治疗后复查；左侧乳腺内淋巴结可显示，良性形态；左腋下淋巴结增大，考虑反应性增大。

【诊断】

1. 西医诊断：左乳乳晕下脓肿。

2. 中医诊断：乳痈（成脓期）。

中医证型：湿热蕴胃。

1. 内治

治法：软坚散结，排脓解毒。

处方一：自拟消痈溃坚汤加减。

穿山甲 10g（先煎），生牡蛎 30g（先煎），皂角刺 30g，漏芦 30g，桔梗 10g，蒲公英 15g，炒王不留行子 15g，郁金 15g，青皮 15g，丝瓜络 15g，莱菔子 15g，白术 30g。

共 3 剂，每日 1 剂，水煎 2 次，日服 2 次。

处方二：炒山楂 60g，炒麦芽 120g，五味子 15g。

共 3 剂，每日 1 剂，水煎代茶饮。

2. 外治

挂线疗法。患者取仰卧位，术区消毒铺巾。于左乳晕上缘波动感最明显处进针，于左乳肿物表面上方及乳房后间隙行浸润麻醉。沿左乳晕波动感最明显处切开，切口长约 0.5cm，引出黄色脓液及粉渣样物，伴恶臭，量约 20ml，刮匙搔刮见少许坏死肉芽排出，以探针向乳头探查，与左乳头中央孔相连通，由左乳晕上缘切口向乳头中央孔留置提脓药捻挂线治疗。予土黄连液湿纱和加味金黄散水蜜膏外敷，棉垫包扎固定。

此后 3 天每天将提脓药捻向乳头方向拉动 0.5cm。

二诊：2019 年 5 月 27 日。

患者左乳少许疼痛，嗳气反酸，纳稍差，眠可，大便黏滞难解，矢气频，小便偏黄，无恶寒发热、鼻塞流涕等不适，舌淡红，苔白腻，脉弦。

专科检查：左乳肿物较前变软、缩小，局部皮肤暗红，肤温稍高，肿痛较前缓解。

中医证型：痰浊中阻。

1. 内治

治法：健脾和胃，行气化浊。

处方一：六君子汤加减。

姜黄连 10g，蒲公英 15g，姜竹茹 15g，紫苏梗 15g，五指毛桃 20g，怀山药 15g，茯苓 20g，白术 30g，桔梗 10g，炒莱菔子 15g，炒麦芽 20g，炒稻芽 20g。

共 2 剂，每日 1 剂，水煎 2 次，日服 2 次。

处方二：金银花 30g，蒲公英 30g。

共 2 剂，每日 1 剂，水煎 1 次，含漱。

处方三：炒山楂 60g，炒麦芽 120g，五味子 15g。

共 2 剂，每日 1 剂，水煎代茶饮。

2. 外治

拔除提脓药捻，予乳头拔罐后见黄色黏稠脓液及少许暗红色液体，量约5ml，再次予提脓药捻贯穿脓腔及乳头中央孔，外敷土黄连液湿纱、加味金黄散水蜜膏。

此后2天每天将提脓药捻向乳头方向拉动0.5cm。

三诊：2019年5月29日。

患者左乳少许疼痛，嗳气反酸缓解，下腹隐隐不适，胃纳改善，睡眠可，大便每日一行，排解顺畅，小便调，舌淡红，苔薄白，脉浮缓。

辅助检查：泌乳素：105.6mIU/L。

专科检查：左乳肿物较前缩小，局部红肿消退，肤温不高，肤色暗红。

1. 内治

二诊方去桔梗，加生姜10g、红枣15g、厚朴15g。

共5剂，每日1剂，水煎2次，日服2次。

2. 外治

拔除提脓药捻，见少许脓性分泌物附着，以无菌棉捻捻除瘘管内脓腐，以土黄连液自瘘口冲洗瘘管，外敷土黄连液湿纱和加味金黄散水蜜膏。

患者每隔3日于门诊复诊换药，1周后疮面愈合。嘱患者自行使用硅胶罐进行左乳头拔罐治疗，拔罐后以土黄连液清洗乳头，每周2次；注意饮食禁忌，避免食用虾蟹、牛羊肉、动物内脏、油炸或辛辣刺激食物，减少脂肪、糖、烈酒的摄入，增加新鲜蔬菜摄入并保证大便通畅。2020年2月16日随访，患者左乳炎症无复发，乳房外形保持良好。

【按语】

乳晕下脓肿好发于非哺乳期，其发病原理与浆细胞性乳腺炎有相似之处，均为导管内脂质物堆积，堵塞导管、侵蚀管壁，引起导管周围的化学性刺激和免疫反应，即形成导管周围炎。区别在于浆细胞性乳腺炎的发病部位是乳头下方的集合导管，而乳晕下脓肿的发病部位是乳头内的乳腺导管，因此，乳晕下脓肿的病变范围较小，总在乳晕旁反复发作。本案患者临床表现符合乳晕下脓肿的临床特点。

乳晕下脓肿与婚育、哺乳无关联，好发于乳头发育不良的年轻女性，平均年龄不超过30岁，男性或小婴儿亦可发病。本病全身反应不明显，每于切开排脓后症状可暂时缓解，治疗不当则病程多在半年以上。本案患者病程长达18年之久，究其原因，是未能彻底清除鳞状化生的瘘管内口，而患者泌乳素升高伴有乳汁异常分泌，增加了乳腺导管炎症发生的风险，导致疾病反复发作。

林毅教授指出，运用挂线疗法治疗本病可取得较好疗效，同时应配合内治改变患者易生湿热痰浊的体质。本案患者初诊左乳红肿热痛较明显，伴见舌红、苔黄腻等湿热蕴胃之证，故以自拟消痈溃坚汤软坚散结、排脓解毒，并予回乳方减少乳汁异常分泌。二诊时患者左乳红肿疼痛减轻，但出现反酸纳差、便黏难解等痰浊中阻的表现，此时应注重恢复中焦脾胃的升降，使气行则津布、水液不能聚集为痰阻塞乳络。故在六君子汤益气健脾的基础上，以姜黄连清热燥湿，蒲公英解毒消痈，姜竹茹清热止呕、涤痰开郁，苏梗理气宽中，又制约黄连、竹茹等药之寒凉；桔梗宣上焦之清气，莱菔子通下焦之浊气，炒麦芽与炒稻芽合用恢复中焦脾胃升降。三诊时患者诸症缓解，但觉下腹隐痛，为下焦气机不利，故去引药上行之桔梗。内治方面调脾胃以切断生痰之源，外治方面清除根本病因，故多年顽疾得愈，疗效显著。

（刘畅　王蕾）

案5　老年性乳腺炎案

叶某，女，79岁。初诊日期：2018年9月10日。

【主诉】右乳红肿热痛3天。

【现病史】患者3天前无明显诱因出现右乳红肿热痛，无明显放射痛，未予重视，症状逐渐加重，触痛明显，遂就诊。症见：右乳红肿热痛，咽干咽痛，耳聋，倦怠乏力，长期重度便秘，大便5天未行，纳眠差，舌暗红，苔白腻，脉弦滑。

【既往史及家族史】既往体健。

【月经史及生育史】13岁初潮，53岁停经，既往月经规律。G1P1A0，未哺乳。

【专科检查】右乳局部肿胀，质韧硬，压痛明显，无波动感，皮色
嫩红，肤温升高。右腋下扪及肿大淋巴结，活动可，触痛。

【辅助检查】血常规：WBC 21.51×10^9/L，NEUT% 87.2%，LYM%
7.9%，NEUT# 18.76×10^9/L。乳腺彩超：右乳弥漫混合不均质回声，范
围约 35mm×22mm×12mm（右乳头后方）、19mm×16mm×10mm（右
乳9点），边缘不光整，形态不规则，内回声不均匀，CDFI：其内及实
质区见丰富血流信号，BI-RADS 4B 类（炎性乳腺癌与乳腺炎相鉴别）；
考虑右乳淋巴管炎声像改变，右侧腋下淋巴结肿大声像。乳腺钼靶：右
乳晕后、外上结构稍紊乱，可见稍增浓的片状影，考虑右乳急性乳腺
炎，BI-RADS 2 类。

【诊断】

1. 西医诊断：老年性乳腺炎。

2. 中医诊断：乳痈。

中医证型：热毒内蕴。

【治疗】

1. 内治

治法：通腑泄热，通络消肿。

处方一：麻子仁丸合四君子汤加减。

火麻仁 30g，枳实 15g，川朴 15g，北杏仁 15g，白芍 15g，五指毛
桃 30g，怀山药 15g，茯苓 15g，白术 30g，炒莱菔子 15g，甘草 10g，
红曲 6g（包煎）。

共 2 剂，每日 1 剂，水煎 2 次，日服 2 次。

处方二：消痈溃坚汤。

穿山甲 10g（先煎），生牡蛎 30g（先煎），蒲公英 15g，皂角刺 30g，
漏芦 30g，丝瓜络 15g，炒王不留行子 15g，桔梗 10g，郁金 15g，青皮
15g，白术 30g，枳实 15g。

共 2 剂，每日 1 剂，水煎 2 次，日服 2 次。

2. 外治

处方一：蒲公英 30g，金银花 30g。

共 2 剂，每日 1 剂，水煎 200ml，含漱。

处方二：以加味金黄散水蜜膏外敷右乳，每日 1 次，每次 3 小时。

二诊：2018 年 9 月 12 日。

患者右乳红肿热痛明显减轻，大便通畅，每日 2 次，精神明显好转，咽干咽痛缓解，纳眠明显改善，舌暗红，苔白腻，脉弦滑。

专科检查：右乳局部皮肤红肿较前明显消退，肤温无明显升高。

辅助检查：血常规：WBC 15.03×10^9/L，NEUT% 72.2%，LYM% 19.1%，NEUT# 10.85×10^9/L。乳腺彩超：右乳不均质回声，范围约 21mm×10mm（乳头后方）、18mm×10mm（9 点），考虑乳腺炎性病灶可能，BI-RADS 4B 类；考虑双侧乳腺囊性增生并囊肿声像；右腋下淋巴结反应性增大。

1. 内治

方药：自拟消痈溃坚汤加减。

穿山甲 10g（先煎），生牡蛎 30g（先煎），蒲公英 15g，皂角刺 30g，漏芦 30g，丝瓜络 15g，炒王不留行子 15g，桔梗 10g，郁金 15g，青皮 15g，白术 30g，枳实 10g。

共 3 剂，每日 1 剂，水煎 2 次，日服 2 次。

2. 外治

以加味金黄散水蜜膏外敷右乳，每日 1 次。

三诊：2018 年 9 月 15 日。

患者右乳已无特殊不适，精神佳，纳眠可，大便通畅，舌淡红胖大，苔中微黄，脉弦。

专科检查：右乳局部皮肤无明显红肿，无压痛，肤温正常。右腋下淋巴结未扪及。

辅助检查：血常规：WBC 11.09×10^9/L。乳腺彩超：右乳炎性病灶伴少许液化，BI-RADS 4B 类，乳头后方：27mm×9mm，右乳 9 点位：

24mm×13mm。

1. 内治

守前方，共5剂，每日1剂，水煎2次，日服2次。

2. 外治

于超声引导下行右乳脓肿穿刺抽液术，抽出淡黄色黏稠分泌物约3ml，局部以纱块加压、弹力绷带固定。

四诊：2018年9月28日。

患者精神佳，右乳无红肿热痛，纳眠佳，大便通畅，舌淡红，苔白，脉弦。

专科检查：右乳9点位可及一较小肿物，伴轻压痛。

辅助检查：血常规：WBC 7.98×10^9/L。

内治守前方，共4剂，每日1剂，水煎2次，日服2次。

2018年11月复诊，患者右乳肿痛未复发，未及肿块，无特殊不适，予参苓白术散加减调护。2020年9月随访，患者体健，无不适。

【按语】

老年急性乳腺炎罕见，应与其他非哺乳期乳腺炎、炎性乳腺癌、乳腺结核、乳房寄生虫病等相鉴别。其中非哺乳期乳腺炎、乳腺结核多呈慢性病程，多见于育龄期妇女，常反复难愈；炎性乳腺癌亦常见于年轻妇女，疾病发展迅速，但常无发热、白细胞增多等情况。林毅教授认为，乳痛其因虽异，其治则一：以堵为逆，以塞为因，以通为顺，以消为贵。对于病因不同、病机相同、临床证候相似的病证，可以遵循"异病同治"的理念进行治疗。

本案患者为老年女性，因右乳红肿热痛3天就诊，既往长期便秘。《伤寒论》载："阳明之为病，胃家实是也。"乳房为足阳明胃经所主，腑气不通，实热壅盛，火热上炎，酿毒成脓，发为乳痛。喉主天气，咽主地气，胃热熏蒸，故咽干咽痛。结合体格检查、辅助检查，考虑尚未成脓，故治以通腑泄热为法。鉴于患者年老体弱，峻下热结恐耗气伤津，故用药又以平和为贵，方用麻子仁丸合四君子汤加减。方中火麻仁、杏仁润下热结，枳实、川朴、莱菔子降气通腑，并以四君、红曲健脾和中、消食化积，白芍阴柔以助阴液。其中重用白术可促进肠蠕动，诸药相合，通下与健脾同工。以脾主运化，脾胃升降正常有助于腑气通降。服药 2 剂后腑气通利，热去大半，有"釜底抽薪"之妙。同时以蒲公英、金银花水煎液含漱，咽干咽痛得以缓解。中病即止，二诊继以消痈溃坚汤消痈通络散结。药用穿山甲、炒王不留行子、漏芦、丝瓜络消痈通乳，皂角刺透发痈脓，牡蛎消肿散结，青皮、郁金、白术理气健脾，枳实行气通腑，配合桔梗升降气机，蒲公英清热解毒。全方以通、消为用，以清为辅，理气以助通络，通腑以助泻热。方中亦用白术、枳实健脾行气，知林毅教授用药固护脾胃贯穿始终。外用加味金黄散水蜜膏清热解毒，消肿止痛，以助消散痈脓。

药后便通，乳房红肿疼痛旋即好转，伴随症状消除，复查血常规白细胞计数明显下降。效不更方，唯患者大便已通，恐久服枳实耗气，故减量，守方再服，动态复查血常规白细胞计数继续下降，余症俱消。内外相合，痈脓自消。复查血常规恢复正常，乳腺彩超提示脓肿缩小、消散。至病后 2 周，余毒成脓，予穿刺抽脓后，可扪及乳房硬结，属纤维组织机化。复以消痈溃坚汤化裁消肿散结以收功。脾胃为后天之本，主肌肉，恢复期常以参苓白术散加减健脾益气化湿以助生肌。

（文灼彬）

参考文献：

［1］Kessler E, Wolloch Y. Granulomatous mastitis: a lesion clinicallysimulating carcinoma [J]. Am J Clin Pathol, 1972, 58: 642-646.

［2］Baslaim MM, Khayat HA, Al-Amoudi SA. Idiopathic granulomatous mastitis: a heterogeneous disease with variable clinical presentation [J]. World J Surg, 2007, 31 (8): 1677-1681.

［3］Aghajanzadeh M, Hassanzadeh R, Alizadeh Sefat S, et al. Granulomatous mastitis:

Presentations, diagnosis. treatment and outcome in 206 patients from the north of Iran [J]. Breast, 2015, 24 (4): 456-460.

［4］武忠弼, 杨光华. 中华外科病理学 [M]. 北京 : 人民卫生出版社 , 2002: 1594-1596.

［5］Lester SC. Differential diagnosis of granulomatous mastitis [J]. Breast J, 2005, 11 (6): 534-535.

［6］Mathelin C, Riegel P, Chenard MP, et al. Granulomatous mastitis and coryne bacteria: clinical and pathologic correlations [J]. Breast J, 2005, 11 (5): 357.

［7］肖敏, 李三荣 , 周戌 . 特发性肉芽肿性乳腺炎发病的危险因素分析 [J]. 中华乳腺病杂志 (电子版), 2019, 13 (5): 277-280.

［8］Altintoprak F, Kivilcim T, Ozkan OV. Aetiology of idiopathic granulomatous mastitis [J]. World J Clin Cases, 2014, 2 (12): 852-858.

［9］Verfaillie G, Breucq C, Sacre R, et al. Granulomatous lobular mastitis; a rare chronic inflammatory disease of the breast which can mimic breast carcinoma [J]. Acta Chir Belg, 2006, 106 (2): 222-224.

［10］Erozgen F, Ersoy YE, Akaydin M, et al. Corticosteroid treatment and timing of surgery in idiopathic granulomatous mastitis confusing with breast carcinoma [J]. Breast Cancer Res Treat, 2010, 123 (2): 447-452.

［11］Yau FM, Macadam SA, Kuusk U, et al. The surgical management of granulomatous mastitis [J]. Ann Plast Surg, 2010, 64 (1): 9-16.

［12］Ogura K, Matsumoto T, Aoki Y, et al. IgG4-related tumour-forming mastitis with histological appearances of granulomatous lobular mastitis: comparison with other types of tumour-forming mastitis [J]. Histopathology, 2010, 57 (1): 39-45.

［13］Nikolaev A, Blake CN, Carlson D. Association between hyperprolactinemia and granulomatous mastitis [J]. Breast J, 2016, 22 (2): 224-231.

［14］Need EF, Atashgaran V, Ingman WV, et al. Hormonal regulation of the immune microenvironment in the mammary gland [J]. J Mammary Gland Biol Neoplasia, 2014, 19 (2): 229-239.

［15］Gautier N, Lalonde L, Tran-Thanh D, et al. Chronic granulomatous mastitis: imaging, pathology and management [J]. Eur J Radiol, 2013, 82 (4): e165-e175.

［16］姚春 , 陈林丽 , 李艳萍 , 等 . 超声影像学检查在肉芽肿性乳腺炎和浸润性导管

癌鉴别诊断中的价值 [J]. 中华肿瘤杂志, 2018, 40 (3): 222-226.

［17］任宝凤, 杨毅. 特发性肉芽肿乳腺炎研究进展 [J]. 吉林医学, 2018, 39 (11): 2156-2158.

［18］曾功君, 柳建华, 区文财, 等. 超声鉴别诊断肉芽肿性乳腺炎与乳腺癌 [J]. 中国医学影像技术, 2013, 29 (6): 932-935.

［19］刘华平, 叶君, 罗玲, 等. 超声影像在肉芽肿性乳腺炎诊断中的应用价值 [J]. 中国超声医学杂志, 2018, 34 (12): 1137-1138.

［20］许翔, 叶真, 陈晓宇, 等. 非特异性肉芽肿性乳腺炎的超声诊断 [J]. 中华超声影像学杂志, 2012, 21 (4): 364-365.

［21］马慧. 肉芽肿性乳腺炎的超声诊断 [J]. 医学影像学杂志, 2013, 23 (10): 1565-1567.

［22］Oztekin PS, Durhan G, Nercis Kosar P, et al. Imaging findings in patients with granulomatous mastitis [J]. Iran J Radiol, 2016, 13 (3): e33900.

［23］Culter M. Benign lesions of the female breast simulating cancer [J]. Journal of the American Medical Association, 1933, 101: 1277-1282.

［24］薛宁, 阚秀. 乳腺乳晕下脓肿 (Zuska 病)[J]. 诊断病理学杂志, 2011, 18 (1): 63-64.

［25］鲍朝辉, 孙昊鹏, 齐治, 等. 浆细胞性乳腺炎的超声分型与鉴别诊断 [J]. 临床超声医学杂志, 2019, 21 (8): 637-638.

［26］吴意赟, 梁定, 殷立平, 等. 彩色多普勒超声对浆细胞性乳腺炎的诊断价值 [J]. 解放军医药杂志, 2014, 26 (9): 82-84.

［27］王卫丽, 管玲, 段颖, 等. 浆细胞性乳腺炎的超声表现与病理分析 [J]. 西部中医药, 2015, 28 (8): 177-179.

［28］丁华野. 乳腺疾病 [M]. 北京: 人民卫生出版社, 2009: 819.

［29］Passaro ME, Broughan TA, Sebek BA, et al. Lactiferous fistula [J]. J Am Coll Surg, 1994, 178 (1): 29-32.

［30］Afridi SP, Memon A, Memon Aysha, et al. Granulomatous mastitis: a case series [J]. J Coll Physicians Surg Pak, 2010, 20 (6): 365-368.

［31］卓睿, 李铁, 董洁. 土黄连液灌注治疗乳腺导管扩张伴炎症 53 例临床研究 [J]. 北京中医药大学学报, 2007 (8): 565-567.

［32］Brookman D. Therapeutic Guidelines: Antibiotic. Version 12 [J]. Australian

Prescriber, 2003, 26 (6): 135.

［33］Taylorg B, Paviour S D, Musaad S, et al. A clinicopathological review of 34 cases of inflammatory breast disease showing an association between Corynebacteria infecfion and granulomatous mastitis [J]. Pathology, 2003, 35 (2): 109-119.

［34］Schelfout K, Tjalma WA, Cooremans ID, et al. Observations of an idiopathic granulomatous mastitis [J]. Eur J Obstet gynecol Reprod Biol, 2001, 97 (2): 260-262.

［35］马辉, 唐帆, 侯吉学, 等. 术前使用抗结核三联药物治疗重症肉芽肿性小叶性乳腺炎的临床研究 [J]. 中国临床药理学杂志, 2018, 34 (17): 2049-2051.

［36］黄丹凤, 林礼务, 何以牧, 等. 非特异性肉芽肿性乳腺炎声像图特征及误诊分析 [J]. 中国超声医学杂志, 2014, 30 (1): 22-25.

附录
林毅女性养生导引功

　　女性养生导引功是林毅教授在继承中医养生导引理论及总结自身养生经验的基础上，结合女性乳房疾病发生、发展、生理、病理的特点创新而成，是一种颇具特色、易于普及的女性中医养生方法。林毅女性养生导引功通过呼吸运动、意念运动与肢体运动（配合按摩）三者动、形、怡神的有机结合，发挥燮理阴阳、调整脏腑、疏通经络、行气活血、升清降浊之功，实现强身健体、保健乳房的目的。

视频 10
林毅女性养生导引功